调理好你的经络

女人爱自己

慕容青 × 著

经络畅通，才能百病不生；

经络顺达，才能美如彩霞！

一学就会，一用就灵，一生受益！

健康女人DIY经络按摩手册

简简单单学经络，揉揉按按就健康！

黑龙江科学技术出版社

图书在版编目（CIP）数据

调理好你的经络 / 慕容青著. -- 哈尔滨：黑龙江
科学技术出版社, 2016.2
（女人爱自己）
ISBN 978-7-5388-8690-0

Ⅰ.①调…　Ⅱ.①慕…　Ⅲ.①女性－经络－养生（中
医）　Ⅳ.①R224.1

中国版本图书馆CIP数据核字（2015）第312330号

调理好你的经络

TIAOLI HAO NI DE JINGLUO

作　　者	慕容青	
责任编辑	回　博	
封面设计	柳思伟	
出　　版	黑龙江科学技术出版社	

地址：哈尔滨市南岗区建设街41号　邮编：150001
电话：（0451）53642106　传真：（0451）53642143
网址：www.lkcbs.cn　www.lkpub.cn

发　　行	全国新华书店
印　　刷	北京嘉业印刷厂
开　　本	710 mm×1000 mm　1/16
印　　张	15
字　　数	200千字
版　　次	2016年4月第1版　2016年4月第1次印刷
书　　号	ISBN 978-7-5388-8690-0/Z·1300
定　　价	35.00元

调理经络让女人健康而美丽

现代都市女性个个光鲜夺目、坚强独立，可是谁又知道，她们比任何一个时代的女人都累，因为在梦想面前没有性别之分，她们必须像男人一样拼命。

承受着无边的压力，她们的身体像个陀螺，当转动成了一种惯性，她们已经无法停下。亚健康、色斑、颈肩疼痛、妇科疾病……她们的身体怎么了？要怎样才能找回曾经的健康和激情？

按照中医经络学理论，这一切皆因经络失衡所致。只有打通经络，排除体内毒素，调和经络组织，方能让身体重新健康起来。

中医认为，经络可以行血气、营阴阳、处百病、决生死。可以说，人体经络的每一个穴位都存有灵丹妙药，关键是看我们能否发现和运用它。经络养生法就是借助于人体本身的经络，用无不良反应的方式来刺激经络穴位，并配以适当的食疗和营养搭配，从而保持整个人体经络平衡的状态，使气血流畅，从而防患于未然的。而对于女性朋友来说，经络养生法还具有另一种重要的意义，它不仅可以保护女人免受疾病的侵

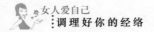

扰，还可以为女人的美丽和魅力保驾护航，而这也是本书所要讲述的一个重点。

总之，对经络的按摩和调养，可以使人体的各个脏器功能保持平衡、和谐，使气血通畅、身心健康，从而加强身体对抗外来疾病的战斗力，它是女人抵抗衰老、永葆青春、美丽常驻、走向健康的通行证，是女人一学就会、一用就灵、一生受益的养生真经。

本书以中医经络养生学说为核心，针对女性身体健康的方方面面，教给你如何通过按摩穴位来达到祛病、健身、美容目的的方法。经络虽然极为神秘和复杂，但本书的论述却并不会让读者感到晦涩。除了深入浅出、通俗易懂的写法以外，本书为书中所提及的经穴配上了形象的插图，相信能让读者更加真实和到位地理解经络养生的真谛。

在这里，愿天下所有的女人，都能通过对本书的阅读，来提高生活质量，从而拥有健康美丽的人生！

目 录 CONTENTS

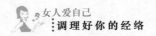
第三章　经络疗法，让女人摆脱特殊烦恼

第四章 手足经络按摩，助女人祛病强身

第五章 疏通经络，让女人远离亚健康

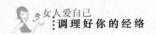

第六章　经络瘦身减肥，舒适又有效

第七章 按摩通络——女人不生病的智慧

第八章 女人特殊经穴保养指南

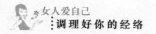
第九章　学会调理经络，做健康好女人

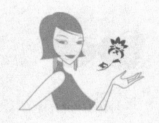

女人爱自己
调理好你的经络

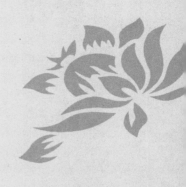

第一章
生命之树——神秘的人体经络

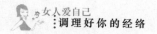

经络：人体的生命网络

经络，指经脉和络脉。经脉分布在人体深层，络脉分布在人体表层。分布在深层的经脉，可分为正经和奇经两大类。正经有十二条，即手三阴经、足三阴经、手三阳经和足三阳经，合称十二经脉。

十二经脉是气血运行的主要通道，十二经脉互为表里，属脏为里，属腑为表。

十二经脉为：手太阴肺经、手阳明大肠经、手厥阴心包经、手少阳三焦经、手少阴心经、手太阳小肠经、足太阴脾经、足阳明胃经、足厥阴肝经、足少阳胆经、足少阴肾经、足太阳膀胱经。

作为人体普遍存在的经络现象，或者说经络系统，早在几千年前便被我们的祖先发现了。到了战国时代，医学大师们把它总结在《黄帝内经》之中，形成了一套完整的、可操作的、相当精确的经络理论。

在《黄帝内经》中，一般都是由黄帝发问，大臣作答。而在经络的问题上，却是大臣来发问，黄帝来作答。这与讨论其他问题的方式完全不同，由此就凸显了经络的重要性。我们来看看《黄帝内经》是如何记载这次讨论的：

雷公曰：愿卒闻经脉之始生。

黄帝曰：经脉者，所以能决死生，处百病，调虚实，不可不通。

黄帝的回答是什么意思呢？就是说经脉有三大作用：能够判定生死，从经络上可以看出一个人的生命力，是旺盛还是虚弱；能够治疗百病，只要疏通了经络，百病就可以消除；能够调整人体气血、阴阳的虚实。所以，经络必须通畅，如果不通，人就会得病，严重的话就会致死。

不夸张地说，《黄帝内经》的经络学说是中医理论的核心组成部分。甚至从某种意义上可以说，没有经络就不会形成中医。《黄帝内经》认为，将人体各器官、各组织联络成一个有机整体的正是经络。经络是运行气血，联结脏腑、皮肉、肢节，沟连人体上下内外的通道，是生命机体的网络系统。所以《黄帝内经》再三强调"经脉者，所以能决死生，处百病，调虚实，不可不通"。

明代医学家马莳在注释《黄帝内经·灵枢》中"经脉"篇时说道："此篇言十二经之脉，故以经脉名篇，实学者习医之第一要义，不可不究心熟玩也。"（译文：这篇说十二经脉，所以以经脉为此篇命名。这是学医者的第一要义，不可不用心熟读。）

事实上，经络不仅是学习中医的第一要义，也是女性掌握经络养生智慧的重要知识。经络养生不容忽视！

这里值得指出的一点是：所谓经络，西方医学是根本就没有发现的，唯有在中国的医道里面才有。经络不是一个具体的物质结构，也不是一个管道。它是一个生命活动现象，只有在活的生命过程中它才存在，离开了活的生命过程，它就不存在了。

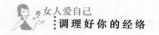

经络是否真的存在

经络学说是我国中医学基础理论的核心之一，源于远古，流传后世。在两千多年的历史长河中，其一直为保障中华民族的健康发挥着重要的作用。

《黄帝内经》载："经脉者，人之所以生，病之所以成，人之所以治，病之所以起。"而络脉则"伏行分肉之间，深而不见，其浮而常见者，皆络脉也"，并有"决生死，处百病，调虚实，不可不通"的特点，故针灸"欲以微针通其经脉，调其血气，营其逆顺出入之会，令可传于后世"。由此可见，经络理论对指导中医各科实践有着决定性的作用。

经络是什么，存在于人体何处？经络有哪些作用，是通过什么途径实现的？这些问题既是中外科学家研究的重大课题，也是老百姓非常想了解的奥秘。

事实上，两千年前的汉代，就有了关于经络的图谱。《黄帝内经》中有不少篇幅论述经络。在许多人眼中，经络是千百年来早已被大量实践所证实的，似乎是不存在问题的客观事实。但是，在现代解剖学的研究过程中，无论用多么先进的显微镜，也找不到与古典图谱一致的经脉。

那么，经络是否真的存在呢？

答案是肯定的，这可以从下面几个方面看出来：

生活中，不少的人对经络很敏感，一按穴位就会感觉气往上走，也会感觉部位肌肉收缩，比如说一按合谷穴，被按者就会感觉到气沿着手臂外侧的路线一直往上走。

还有一些皮肤病患者，皮损的表面走向也跟经络描述的走向差不多。

另外，曾经有科学家进行研究，在古人描述的经络线路上进行电阻实验，发现经络走向存在一种低电阻，比其他部位的电阻要低。

还有科学家发现，在经络走向的路线上敲击，所发出的声音和其他部位是不一样的。有的还发现经络走向的路线上能发出一种非常微弱的冷光。

以上这些奇妙的现象，足以说明经络确实存在。

经络既然存在，那么它到底是什么东西呢？

现在，科学界多把经络当作一种哲学的产物，除此之外，还有两种不同的观点：

其一，经络就是现代医学所说的血管神经系统。

这是在生物学、西医，甚至中医领域相当普遍的一种观点。因为在古代中国，解剖学很不发达，所以中医文献中没有现代医学意义中的血管和神经系统。一些人在研究中医文献后认为，古人描述经络的许多内容实际上是指血液循环系统及其作用。而目前的医学界，在这一点上已达成共识，那就是古代医学的经络系统包括现代医学的血管系统。

《黄帝内经》对神经没有记载，所说的只是经络。我们知道，神经系统是人体生命活动必不可少的，忽视神经存在和其作用的医学理论绝不可能得到实践支持并流传至今。而《黄帝内经》流传至今并被奉为中医学的奠基之作，这就证明，《黄帝内经》虽然没有记载神经，但其重点描述的经络实质上是与现代的神经学相通的。现代解剖学也已经证实，人体经络上的穴位往往是神经密集的地方。针灸麻醉、电针疗效等研究也表明，不少经络现象也可以用神经作用来解释。

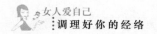
正是出于上述原因，有人认为经络就是血管、神经系统。

其二，经络是现代科学未知的一种系统。

持这种观点的医学界人士认为，从广义上讲，经络系统的确包含血管、神经系统，也可能包括体液调节、淋巴系统等现代医学已经证实的一些系统。但是，在他们看来，除了已经被科学发现和证实的系统外，人体还存在一种现代科学未知的系统，这个系统是专属于经络的。通常意义上的经络指的就是这种不同于血管、神经系统等的独特系统。

这个系统有下列特征：

（1）不同于血管以及神经系统的循行路线。《黄帝内经》标明人体有十二正经及经脉线上的穴位，这12条经脉线是客观存在的、尚未认识的，是经络的核心问题。

（2）经脉与脏腑之间有着独特的关系。各条经脉与相应脏腑联系密切，同样，与该脏腑的生理病理现象也联系密切，并且，这些经脉按相应脏腑命名，如心经、肺经、胆经、肠经、胃经等。经脉线与脏腑的真实关系是现代科学还没有研究出来的。

（3）独特的理论以及医疗效果。《黄帝内经》中关于经脉的理论认为，经脉是"气"的循行通道。这个"气"指的是什么，对西医来说，这还是个未知问题。而按照阴阳相济、虚实相依等不同于西医的中医理论（如针灸等），对经脉进行刺激而治疗疾病的方式，其疗效也是现代医学所难以解释的。

生命存在，经络就存在

· · · · · · · · ·

　　常言道"人活一口气"，气是人的生命，而经络则是气在人体内的运行通道。生命存在，经络就存在；生命终结，人断气了，经络也就消失了。

　　经络是中医学的灵魂所在，它内连脏腑，外连四肢百骸。有了经络，人是一个有机整体；没有经络，人就是一堆零部件的组合。中医讲究整体观，从不死死地盯住某个器官不放，它关注的是整个人的生命状态，重视的是人体内的精、气、神。中医之所以能够做到这一点，就是因为它抓住了经络这个灵魂。

　　经络之间也是相互关联、互为表里的。比如肺经与大肠经相表里，脾经与胃经相表里，心经与小肠经相表里，肾经与膀胱经相表里，肝经与胆经相表里。如果不了解这些经络的表里关系，就不能从整体上把握人体的生理和病变。明末清初医家喻嘉言认为，（医生）如果不了解脏腑的经络，一开口，一动手，便会出错。

　　中医的核心是阴阳，经络是阴阳之气在体内运行的通道。简单地说，中医就这么简单，一个阴阳五行，一个经络气血；复杂地说，这两个问题中的任何一个，都需要花费一生的精力去体悟。

　　人体十二经络有一个十分有意义的搭配，就是每一条阳经都有一条阴经

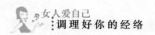

与之相表里，从而形成了阴与阳的协调。《黄帝内经·素问》"阴阳应象大论"篇说："阴在内，阳之守也；阳在外，阴之使也。"仔细玩味，你会发现这两句话意义深远："阴"在人体内，它守候着"阳"；"阳"在人体表面，它是"阴"派出去的士兵。人体内的道理如此，天地之道无不如此。比如一个家庭，男人的职责是在外边遮风挡雨，为的是家中妻儿的安康；女人则在家中守候自己的男人，为他营造一个温暖的港湾。如果阴阳失调，家中的妻子不再守候外出的丈夫，这个家就会后院起火；如果外出的男人不再为家人奋斗，而是好吃懒做，这个家就会分崩离析。可见，世间万物的道理都是相通的，领悟了经络的道理不仅可以养生，还可以领悟许多人生哲理。

"奇经八脉"到底是什么

说起奇经八脉，我们应该不会陌生，但如果真要说出一个所以然来，就不见得能说得上来了。

那么到底什么是奇经八脉呢？其实，奇经八脉只是人体经络走向的一个类别，它是督脉、任脉、冲脉、带脉、阴维脉、阳维脉、阴跷脉、阳跷脉的总称。它们与十二正经不同，既不直属脏腑，又无表里配合关系，"别道奇行"，故称"奇经"。

虽然是"别道奇行"，但奇经八脉的功能却是非常重要的。

奇经八脉交错地分布、循行于十二经之间，其功能主要体现在以下两方面：

其一，密切十二经脉之间的联系。奇经八脉将部位相近、功能相似的经脉联系起来，达到统摄有关经脉气血、协调阴阳的作用。督脉与六阳经有联系，称为"阳脉之海"，具有调节全身阳经经气的作用；任脉与六阴经有联系，称为"阴脉之海"，具有调节全身诸阴经经气的作用；冲脉与任、督脉以及足阳明、足少阴等经有联系，故有"十二经之海""血海"之称，具有涵蓄十二经气血的作用；带脉约束、联系了纵行躯干部的诸条足经；阴、阳维脉联系阴经与阳经，分别主管一身之表里；阴、阳跷脉主持阳动阴静，共司下肢运动与寤寐。

其二，奇经八脉对十二经气血有蓄积和渗灌的调节作用。当十二经脉及脏腑气血旺盛时，奇经八脉能加以蓄积，当人体功能活动需要时，奇经八脉又能渗灌供应。

在武侠小说中，打通奇经八脉，可以使一个人的身体潜能发挥到极致，将功力提升N个档次。那么，在具体的经脉养生中，开通奇经八脉有什么好处呢？

一般来说，开通奇经八脉，人就会感到周身经络气血通畅，精力充沛。开通奇经八脉的方法是传统养生学中视为珍宝的东西。历代养生大家和医学名家都将其奉为绝密，在各丹经、道书中均无泄露。李时珍在《奇经八脉考》中说："八脉者，先天之根，一气之祖。凡人有此八脉，俱属阴神闭而不开，惟神仙以阳气冲开，故能得道。"龙门派第十一代传人、"千峰老人"赵避尘在《性命法诀明指》一书中首次将此功法披露于世，并对此功法做了较为详细的介绍。赵避尘弟子牛金宝在《养生延寿法》一书中对奇经八脉做了更为细致的论述。虽然如此，但要真正全部了解并掌握、运用此功法并非易事。

在奇经八脉之中，任、督二脉最为重要。因为，对于我们所有人来说，任脉是统领所有阳脉的，而督脉是统领所有阴脉的，这二脉在整个养生过程中作用极大，古人曰："任、督两脉，人身之子午也，乃丹家阳火阴符升降之道，坎离木火交媾之乡。"所以，我们这里重点介绍一下任督二脉。

一般人对任督二脉的认识多半来自于武侠小说。金庸、梁羽生笔下的武林高手一旦打通任督二脉，其内力就能迅速提升，跻身顶尖高手之列，这着实令人羡慕。然而，武侠小说毕竟是虚构的成人童话，真正的任督二脉对人体的作用虽然也非常重要，但还不至于那么神奇。下面，我们就来看看真正的任督二脉。

任脉在人体的前面，属阴；督脉在人体的后背，属阳。任脉主导人体手足六阴经，"任"有担任、责任之意，任脉与全身所有阴经相连，凡精、血、津、液均由其主管，故有"阴脉之海"的称谓。督脉主导手足六阳经，"督"有总督、总揽之意，督脉总督一身的阳脉，具有调节阳经气血的作用，故有"阳脉之海"的称谓。当十二经脉气血充盈，就会流溢到任督二脉，任督二脉气机旺盛，则会循环作用于十二条经脉，所以"任督通则百脉皆通"。

至于"打通任督二脉"，其实是一个前提就错了的命题。根据《黄帝内经》的叙述，可以了解十二经脉与任督两脉的循环次第。经脉的流注从肺经开始，依次循环到肝经，再由肝经入胸，上行经前额到头顶，再沿督脉下行至尾闾，经阴器而通任脉上行，然后再回流注入肺经。《黄帝内经》中说："此营气之所行，逆顺之常也。"按照《黄帝内经》所述，任督之气是在人体自然运行的，每一个正常人，其任督两脉本来就是通的，何须再打通呢？

经络按摩的养生功效

·········

❀ 疏通经络

《黄帝内经》里说："经络不通；病生于不仁，治之以按摩。"说明按摩有疏通经络的作用。如按揉足三里、推脾经可增强消化液的分泌功能。从现代医学角度来看，按摩主要是通过刺激末梢神经，促进血液、淋巴循环及组织间的代谢过程，以协调各组织、器官间的功能，使机体的新陈代谢水平得到提高的。

❀ 调和气血

明代养生书籍《万寿仙书》提到："按摩法能疏通毛窍，能运旋荣卫。"这里的"运旋荣卫"，就是调和气血之意。因为按摩就是以柔软、轻和之力，循经络，按穴位，施术于人体，通过经络的传导来调节全身，借以调和营卫气血，增强机体健康的。现代医学认为，按摩手法为机械刺激，通过将机械能转化为热能的综合作用，可以提高局部组织的温度，促使毛细血管扩张，改善血液和淋巴循环，使血液黏滞性降低，降低周围血管阻力，减轻心脏负担，故可防治心血管疾病。

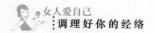
※ 提高机体免疫能力

临床实践及其他动物实验皆证明，经络按摩具有抗炎、退热、提高免疫力的作用，可增强人体的抗病能力。

也正是由于按摩能够疏通经络，使气血周流，保持机体的阴阳平衡，所以按摩后可感到肌肉放松、关节灵活，使人精神振奋，消除疲劳，对保证身体健康有重要作用。

这些因素可造成经络不通

如何确认自己身上的经络是否通畅呢？这里有一非常简单的方法，即用手按你身上的肉，包括腿上的胃经、胆经、肝经、肾经，上臂的三焦经、心经、小肠经的部位，只要感觉痛，那么你肯定是经络不通了。还有些朋友，后背像一块板一样硬，别人稍微按一下，就会感觉到生疼，这说明他后背的膀胱经全堵住了，这样的人，会一天到晚地感觉特累，特疲倦。

为什么这么说呢，它有什么道理吗？中医认为，通则不痛，痛则不通。按着肉痛，那就说明经络不通。

那么，经络不通是怎么造成的？

一般来说，主要有以下三个原因：

一是垃圾食品吃得太多。很多朋友一提垃圾食品，只知道洋快餐，其实垃圾食品所包含的范围比较广泛，世界卫生组织确认了十大类食品为垃圾食品，这十大类垃圾食品分别是：

❄ **油炸食品**

此类食品含热量较高，并含有较高的油脂和氧化物质，经常进食易导致肥胖，也是导致高脂血症和冠心病的最危险食品。在油炸过程中，食品往往会产生大量的致癌物质。已经有研究表明，常吃油炸食物的人，其部分癌症的发病率远远高于不吃或极少进食油炸食物的人群。

❄ **罐头类食品**

不论是水果类罐头，还是肉类罐头，其中的营养素都已遭到极大的破坏，特别是各类维生素几乎被破坏殆尽。另外，罐头制品中的蛋白质常常出现变性，使其消化吸收率大为降低，营养价值大幅度"缩水"。还有，很多水果类罐头含有较高的糖分，糖分以液体为载体被摄入人体，使其吸收率因之大为增高，进食后可在短时间内导致血糖大幅攀升，胰腺负荷加重。同时，由于能量较高，有导致肥胖之嫌。

❄ **腌制食品**

腌制食品在腌制过程中，需要放大量盐，这会导致此类食物钠盐含量超标，造成肾脏的负担加重，发生高血压的风险增高。还有，食品在腌制过程中可产生大量的致癌物质亚硝胺，导致鼻咽癌等恶性肿瘤的发病风险增高。此外，由于高浓度的盐分可严重损害胃肠道黏膜，故常进食腌制食品者，患胃肠炎症和溃疡的概率较高。

❄ **加工的肉类食品（火腿肠等）**

这类食物含有一定量的亚硝酸盐，故可能有导致癌症的潜在风险。此

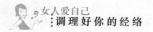
外，由于添加防腐剂、增色剂和保色剂等，造成人体肝脏负担加重。还有，火腿等制品大多为高钠食品，大量进食可导致盐分摄入过高，造成血压波动及肾功能损害。

❋ 肥肉和动物内脏类食物

虽然含有一定量的优质蛋白、维生素和矿物质，但肥肉和动物内脏类食物所含有的大量饱和脂肪和胆固醇，已经被确定为导致心脏病最重要的两类膳食因素。现已明确，长期大量进食动物内脏类食物可大幅度地增高患心血管疾病和恶性肿瘤（如结肠癌、乳腺癌）的风险。

❋ 奶油制品

常吃奶油类制品可导致体重增加，甚至出现血糖和血脂升高。饭前食用奶油蛋糕等，还会降低食欲。高脂肪和高糖成分常常影响胃肠排空，甚至导致胃食管反流。很多人在空腹进食奶油制品后出现了反酸、烧心等症状。

❋ 方便面

方便面属于高盐、高脂、低维生素、低矿物质一类食物。一方面，因盐分含量高增加了肾负荷，会导致高血压；另一方面，方便面中含有一定的人造脂肪（反式脂肪酸），对心血管有相当大的负面影响。加之它含有防腐剂和香精，可能对肝脏等有潜在的不利影响。

❋ 烧烤类食品

此类食品含有强致癌物质——三苯四丙吡。

❀ 冷冻甜点

此类包括冰淇淋、雪糕等。这类食品有三大问题：因含有较高的奶油，易导致肥胖；因高糖，可降低食欲；还可能因为温度低而刺激胃肠道。

❀ 果脯、话梅和蜜饯类食物

此类食品含有亚硝酸盐，在人体内可结合胺形成潜在的致癌物质——亚硝酸胺；含有的香精等添加剂可能损害肝脏等脏器；含有的较高盐分可能导致血压升高和肾脏负担加重。

由于垃圾食品里含有大量的添加剂，这些非纯天然的东西，进入人体后，日积月累，就会形成很多体内垃圾而无法排出体外，这些东西最容易堵塞人体的经络。

经络不通的第二个原因是长期处在空调的环境中。天热了人就要出汗，而出汗本身就是一个排毒的过程，你大量使用空调，不让身体排毒，久而久之，体内的垃圾被抑制了，这些垃圾就会堵塞人体的经络。

三是长期以一种姿势工作。比如长期使用电脑，造成人体内的气血无法流通，部分肌肉或者组织，长期得不到气血的滋养，这部分的经络自然也就不会通畅。

上述三点，基本上是现代社会的生活方式造成的，所以被称之为现代病。此外，急慢性损伤、扭伤都可以引起经络不通。

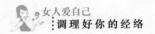

如何找准身上的穴位

· · · · · · · · ·

❋ **怎样找准穴道**

在大多数人看来，经络穴位本身就是很玄妙的东西，找穴道似乎更是难上加难，其实只要能静下心，根据穴道所在位置按下去，如果产生以下两种感觉，这就表示你找到穴道了。

（1）酸麻感：我们按压穴道时，会出现轻微酸麻的感觉，还有酸胀感。

（2）凹洞感：按压穴道所在的位置，可以感觉到有个小小的凹洞。

❋ **如何测量穴道的位置**

现在很多保健类图书，对经络都有所涉及，在教我们如何找穴道时，经常会使用"寸"作为测量单位。"寸"指我们自己身体的相对比例，每个人都不一样。利用"手指"作为比对工具，就能轻松量出穴道的位置了。通常情况下，一指可代表一寸。

一寸：大拇指关节的宽度。

一寸半：示指、中指合并在一起的指节宽度。

二寸：示指、中指、无名指合并在一起的指节宽度。

三寸：示指、中指、无名指、小指合并在一起的指节宽度。

❋ 按穴道的禁忌

如果处在以下这些情况时，最好避免按摩穴道，以免造成不良影响。

孕期：一不小心可能会影响妈妈和胎儿的健康。

生理期：部分穴位会影响经血的流动。

空腹、刚吃饱、精神状况不佳：最好趁精神饱满，饭后1小时之后再按摩。

身体有外伤：不当按压可能会造成出血。

处于严重心脏病、肺部疾病、糖尿病、皮肤病等状况下：为了避免影响身体功能，也最好别任意按压穴道。

七种常用的经络按摩手法

按摩手法是指用自己的或他人的手，在自己或他人的体表上，按照各种特定的动作技巧进行操作的方法。其手法的正确与否以及熟练程度如何，直接影响到按摩的效果。古人对按摩有一个基本要求，就是"一旦临证，机触于外，巧生于内，手随心转，法从手出"。要想做到这样，就要在按摩手法上好好下功夫。

按摩手法很多，如推、揉、抹、擦、拍、点、啄、叩，等等，无法一一

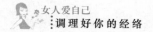
列举。下面介绍7种常用的手法。

❋ 推法

（1）直推法：用拇指或食、中两指指腹在一定部位上轻快地做直线移动（图1-1）。

（2）旋推法：以拇指指面在穴位上做顺时针方向的旋转推动（图1-2）。

（3）分推法（又称分法）：用两手拇指指腹由一处向两边分开移动，起点多在穴位上。常用于胸腹、前额与腕掌部（图1-3）。

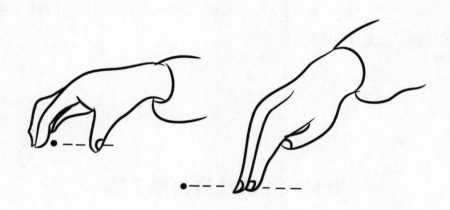

图1-1　直推法

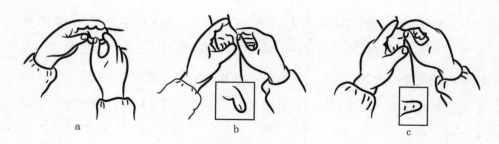

a　　　　　　　b　　　　　　　c

图1-2　旋推法

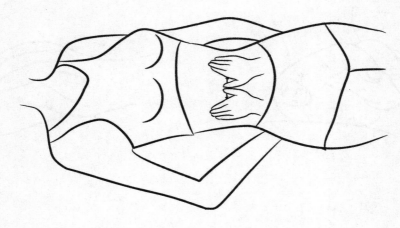

图1-3 分推法

（4）合推法：合推法是与分推法相对而言的，又称合法、和法。动作要求同分推法，只是推动方向相反。适用部位同分推法。在临床上，合推法常与分推法配合使用，一分一合起到相辅相成的作用（图1-4）。

推法在操作时一般要用介质以增加润滑作用，如水、葱姜汁、滑石粉等。频率每分钟200～300次，用力柔和均匀，始终如一。

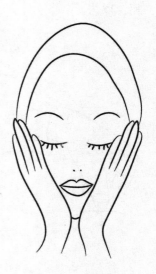

图1-4 合推法

❋ 揉法（图1-5）

用指端（食、中、拇指均可）或掌根，在选定的穴位上贴住皮肤，带动皮肉筋脉做旋转回环活动，称揉法。治疗部位小的用指端揉，大的用掌根揉，也可全掌抚体，但只以鱼际部位用力即可。注意操作时压力轻柔而均匀，手指不要离开接触的皮肤，要带动皮下组织，频率每分钟200～280次。

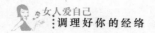
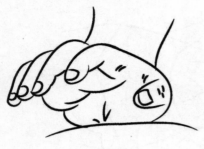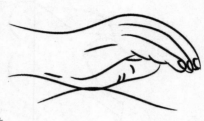

图1-5 揉法

❈ **按法**〔图1-6〕

以拇指或掌根在一定的部位或穴位上逐渐向下用力按压，称按法。其常配合揉法。

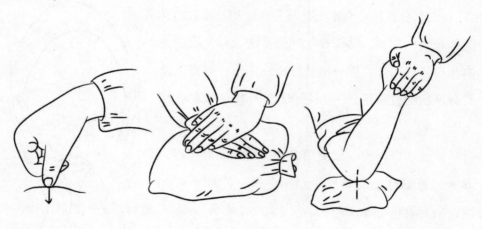

图1-6 按法

❈ **摩法**〔图1-7〕

以手掌面或食、中、无名指指面附着于一定部位或穴位上，以腕关节连同前臂做顺时针或逆时针方向做环形摩擦，多用于胸腹部。操作时要轻柔，速度均匀协调，压力大小适当，频率每分钟120～160次。

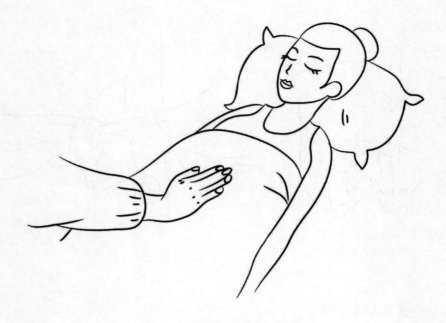

图1-7　摩法

❀ **捏法（图1-8）**

用双手的中指、无名指和小指握成半拳状，示指半屈，拇指伸直对准示指前半段，然后顶住皮肤，拇、示指前移，提拿皮肉。自尾椎两旁双手交替向前，推动至大椎两旁，算作捏脊一遍。

捏法俗称"翻皮肤"，常用于背脊按摩，又称"捏脊疗法"，可治疗多种疾病，又是保健按摩常用手法之一。操作时用力大小适当，不可拧转；提起皮肤紧松适当；捻动向前须做直线前进。

❀ **掐法（图1-9）**

用拇指指甲重按穴位，常用于急症。掐法是重刺激手法之一，掐时要逐渐用力，注意不要掐破皮肤，掐后轻揉局部，以缓解不适。

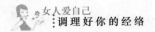
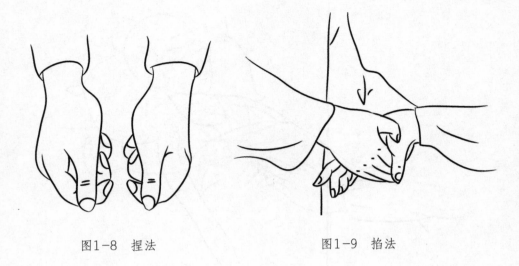

图1-8　捏法　　　　　　　　　　图1-9　掐法

❉ 搓法（图1-10）

用双手掌心相对用力，挟住一定部位，如手掌，然后双手交替或同时用力快速搓动，并同时做上下往返的移动，称为搓法。

❉ 抹法（图1-11）

用单手或双手指面紧贴皮肤，做上下或左右往返移动，称为抹法。

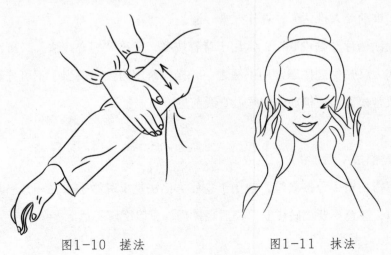

图1-10　搓法　　　　　　　　　　图1-11　抹法

❈ 捻法（图1-12）

用拇指、示指面，捏住一定部位，做对称的用力捻动，称为捻法。

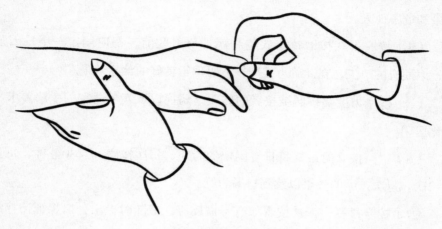

图1-12 捻法

按摩经络要保证安全

无论是治病还是自我保健，按摩经络时都应保证安全可靠，所以应在手法、力度、器械、身体病变部位、体质和年龄等方面引起注意。

（1）按摩室内要保持清静、整洁，避风，避强光，避免噪音刺激，保持空气新鲜。

（2）按摩前要用温水洗脚，全身放松，情绪稳定，仰卧床上休息片刻。为他人按摩时取坐势，准备条毛巾，并将注意事项告诉被按摩者，以便

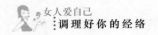

双方配合良好。

（3）按摩者的手、指甲要保持清洁。有皮肤病者不能从事按摩，以防传染和危害他人。

（4）按摩者在按摩每个穴位和病理反射区前，都应测定一下反射痛点，以便有的放矢，在此着力按摩，方可取得良好的治疗效果。

（5）按摩力度要按照被按者的体质、病症以及穴位适宜的手法要求，变化运用。

（6）进行按摩时最好每日有固定的时间，每次按摩20～30分钟，每日1～2次。每次按摩的效果以感到口渴为宜。

（7）按摩过程中，被按者如有不良反应，应随时提出，以保证治疗的安全可靠；如出现发热、发冷、疲倦等全身不适症状，属正常现象，应坚持治疗。

除了上面提到的几点外，还需要注意：并非所有患者都适合于经络按摩，患以下病症者应禁忌按摩：

各种骨关节结核、骨髓炎、骨肿瘤、骨折患者严禁按摩；足部穴位及反射区有严重的皮肤溃烂、出血及传染性皮肤病患者应先行治疗，严禁发作时按摩；严重心脏病、高血压、精神性疾病及脑、肺、肝、肾等病患者一般禁忌手足部的穴位刺激；妊娠期、月经期妇女禁忌按摩，以免引起流产或出血过多，特别是与妇科相关的穴区，严禁暴力按压刺激；各种急慢性传染病、胃及十二指肠溃疡或穿孔者应严禁按摩；有血液病或有出血倾向的患者，严禁按摩，以免导致局部组织出血；空腹者禁忌足部穴位及反射区的按摩，一般宜在饭后1～2小时再开始按摩。此外，如果手法不熟练，忌用外力大力刺激穴位，以免造成对身体的伤害。

对于日常保健按摩，用力不可过大，也不可在一处穴位长时间用力，应该在全身按摩的基础上进行重点反射区按摩。

第二章
经络美颜，女人最好的"美容药"

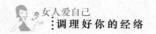

随心又经济，经络美体小动作

········

经络美体简单而又经济，能够帮助我们锻炼身体。下面这些美体的小动作，其功能原理就在于疏通经络，它能随时随地助你美体。在家中、在办公室，只需要配备一条健身带，你就可以随时进行美体运动。

❈ 摆腿练习

美体部位：臀、大腿、肩部、手臂。

准备动作：双臂置于身体两侧，与肩同宽；双手分别握住健身带的两端，并用右脚将健身带踩到地上（右脚基本踩在健身带中间）；左腿向后退一小步（左脚与右脚的连线与正前方呈45°角）。

开始运动：踩紧健身带，伸直右腿，双手向上抻拉健身带过头顶，绷紧臀部，同时左腿不断地前后摆动。做一组（30次），然后换腿练习。

❈ 抬腿练习

美体部位：臀部、大腿、脊椎。

准备动作：身体挺直站立，将右腿向后弯曲抬起，用健身带拉住右腿或右脚脚面。

开始运动：双手向上抬起，右腿随着抬高，要保持脊椎伸直，背部呈一条线。伸展双臂，放松肩关节，扩展胸部。做一组（15次），然后换腿练习。

※ 仰卧练习

锻炼部位：腹部。

准备动作：把健身带绕过桌腿（桌子一定够重）或其他固定物，身体平躺，头部尽量靠近桌腿，膝盖向上弯曲，脚板放平，双手抓住带子两端，并绷紧贴近双耳。

开始运动：下巴向胸前靠拢并夹紧双臂。保持双手贴近双耳，慢慢抬起肩部，停顿一段时间，重新开始。

※ 侧跨练习

锻炼部位：臀部。

准备动作：身体直立，双脚分开，与臀同宽。把健身带绕过双腿，在脚踝上方系紧。

开始运动：保持两膝轻轻弯曲，右脚向右边跨出一大步，然后左脚向右边跨出一小步，注意保持带子紧绷。然后反方向做相同的动作，坚持做一组（15次）。

※ 牵引练习

锻炼部位：背部、肩部。

准备动作：身体坐在椅子上，双臂伸直，双手拉紧健身带的两端，双手保持比肩略宽。

开始动作：首先保持双臂伸直，健身带拉紧。然后保持右臂不动，左

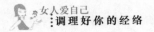

臂向身体左侧慢慢放低，直到左臂与胸同高，停顿一段时间，然后换右臂练习。双臂交替进行此项练习，每侧进行一组（15次）。

需要注意的是，锻炼的强度可以通过健身带的长度来调节，如果想增加锻炼强度，可以抓紧健身带靠中心的位置（带子多余的部分可以缠在手腕上）；相反，如果想降低锻炼强度，抓紧带子靠近两端的部分进行练习即可。

腹部动起来，告别"小腹婆"

腹部往往是脂肪堆积的地方，腹部平坦而结实的女人，往往会给人以亭亭玉立的印象。减少腹部脂肪是女性拥有健美身材的关键，而正确地选择腹部穴位进行指压，能促进血液循环，加速代谢，减脂减肥。

※ 按摩穴位
上脘、中脘、下脘、天枢、气海、关元（图2-1）。

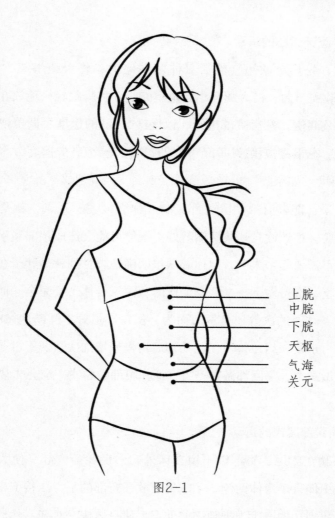

上脘
中脘
下脘
天枢
气海
关元

图2-1

❋ **按摩方法**

（1）仰卧位，一手拇指指腹揉按上脘、中脘、下脘、气海、关元等穴各半分钟。

（2）仰卧位，两手拇指指腹揉按双侧天枢穴各1分钟。

（3）两手掌相叠，以肚脐为中心，在腹部做环形按揉100次。

除了以上的按摩方法外，适当的运动也是畅通腹部经络、消除"小肚肚"的必要措施，它可以帮助你有效地减少腹部脂肪，紧缩腹部肌肉。

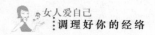

❋ 减少腹部脂肪的运动

身体下方先垫个软垫，然后身体躺在地上，将大腿举起，和身体呈90°，再将膝盖弯曲，使大腿和小腿也呈90°。将脚跟轻松地放在椅子上，双手放在耳朵两侧。然后腹部用力，以慢慢数到5的速度，试着把肩膀朝膝盖方向抬高。在最高点稍停一下，然后再以慢慢数到5的速度，将身体慢慢放下。

运动效果：能够有效消除腹部脂肪。你必须注意几点，就是双手不需要抱头，只要轻松地放在耳朵两侧就好。不然可能会造成颈部和手不正确地出力。身体不需要起来太多，但你必须很明确地感觉到就是肚子在用力。而且当身体放下，准备做下一个起身动作时，注意身体不要完全躺回去，肩膀不要碰到地。动作的次数还是量力而为，但每次最好不间断地做8个一组，休息一会儿再重复一组，等习惯此动作后再慢慢增加次数。不过若是你很厉害，能一次做20个，每回都做3～5组，那你腹部的曲线一定会非常理想。

❋ 紧缩腹部肌肉的运动

你可以躺在床尾，臀部以下留在床外，然后膝盖弯起，使大腿处在腹部上方。双手伸直于身体两侧，手掌朝下放在臀部的下方。接下来腹部要用力，以慢慢数到10的速度，把腿往前伸直。使身体成一直线，然后再以数到5的速度将膝盖弯曲，大腿回到原来的位置。

运动效果：能够有效地紧缩腹部肌肉，尤其对下腹部特别肥厚的人来说特别有效。你必须注意：背部、肩膀和手臂都要放松，你必须很明确地感觉到就是肚子在用力，做伸腿的动作时，脚尖务必朝上。腿伸直的时候，注意身体要保持平衡。最好每次不间断地做6～8个为一组。然后休息一会儿再重复一组，以后慢慢增加。等到体力可以适应了，能够做3～5组，那就最理想了。

打通经络，让你胸部挺起来

乳房是成熟女性的第二特征，丰满的胸部是构成女性曲线美的重要部分。女性的乳房以丰盈而有弹性、两侧对称、大小适中为美。丰乳隆胸是一种丰满妇女的乳房及增加胸部肌肉的健美方式。而利用中医经络按摩的方法也可达到丰乳隆胸的效果。

人体细胞的活化及所需的营养，依赖于血液之运行，而血液之生成则有赖于气，所以要想身体健康，气血之循环就要正常。倘若气血在经络间滞留不通，就一定会影响相关部位的功能和运作。

按摩胸部穴道的主要目的就在于打通乳房经脉，使其气血运行正常，供给乳房所需的营养，同时，按摩胸部穴道还可促进胸部经脉的气血及淋巴液的循环，并刺激到神经的传导，使体质得到改善。

此外，按摩胸部穴道还带有"预警"的意味。按摩胸部穴道时若产生阵阵刺痛，则表示那一条经络气脉不通。如果稍加碰触穴道点就异常刺痛，且冷汗直冒时，则千万轻忽不得，因为这可能是病兆的反射，需要尽快就医检查及保养治疗。

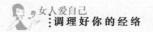
❊ 寻找胸部穴道的方法

当手指触压到胸部穴道点时，会感觉特别柔软，仿佛里面有个凹洞。

顺着手指，注力到穴道点，会产生轻微酸麻的反应，感觉较敏锐的人甚至会觉得指压处有轻微的温热。

❊ 按摩胸部穴道的方法

先找到所要按摩的穴道点。

以拇指内侧指关节压住穴道点，并轻用力往下压。

往下压的同时，心中默数1、2、3、4、5、6，数到6时，指力应当己经深入穴道点。

稍稍停留2～3秒，然后数5、4、3、2、1，渐渐全部松开，拇指仍停留在穴道点上2～3秒，接着重复指压的动作。

❊ 如何按摩胸部

（1）直推乳房。先用右手掌面在左侧乳房上方着力，均匀柔和地向下直推至乳房根部，再向上沿原路线推回，反复20～50次。再换左手按摩右乳房。

（2）侧推乳房。用左手掌根和掌面自胸正中着力，横向推按右侧乳房至腋下，返回时五指面连同乳房一起往回带，反复推20～50次。再换右手按摩左乳房。

（3）抚推乳房。右手托扶右侧乳房的底部，左手放在右乳房上部与右手相对，两手相向向乳头推摩20～50次，然后左右交替。若乳头下陷，可在按摩的同时用手指将乳头向外牵拉数次。

❋ **发育期的经络按摩**

如果乳房尚处发育期，通过长期坚持按摩，结合均衡营养，再加上适当锻炼，可在一定程度上促进乳房发育。

第一步：双手四指并拢，用指肚由乳头向四周呈放射状轻轻按摩乳房一分钟；在操作时动作要轻柔，不可用力过重。

第二步：用左手掌从右锁骨下向下推摩至右乳根部，再向上推摩返回至锁骨下；共做三个往返，然后换右手推摩左侧乳房。

第三步：用右手掌从胸骨处向左推左侧乳房直至腋下，再返回至胸骨处；共做三次，然后换左手推右侧乳房。

最后，在做好胸部按摩的同时，还要注意日常护理：

（1）加强锻炼，尤其是胸部肌肉的锻炼。

（2）选择合适的文胸，过松会使乳房下垂，过紧则影响乳房的血液循环。

（3）注意饮食营养。

这样做，身体才会健康，也才会有丰满健美的乳房。

女人要美胸，更要护胸

虽然我们提倡女人要重视美胸，但我们更要提醒女人：护胸比美胸更重要。

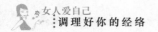

　　女人们往往注重胸部的大小和形状，却对胸部的保健知识知之甚少，这也是在做体检时，过半数女人都会有乳腺增生的最大原因。除了一年一度的例行体检，绝大多数女性极少真正地对胸部进行保健。其实，胸部跟身体其他部位一样，也分布着经络系统，只要这些经络是通畅的，就可以让我们的乳房保持健康。对已经有乳腺增生的人来说，现在要做的就是对乳房的经络进行疏通，达到护胸健胸的目的。

　　乳房问题由多种原因造成，从中医角度讲，由于压力过大，心情不畅，造成肝滞气郁，从而引起乳腺管、淋巴管和经络的堵塞。

　　不过，更应引起我们重视的是传统观念和生活习惯。乳房长久以来被作为女性的性特征和女性美的代表，人们关注的只是它的大小、形状，很多女性为了追求这种假象的美，去戴装饰性的文胸，结果既没保护好胸型，也没有做到防止脂肪外流，更没有起到完整托起乳房的作用，而现在大部分文胸都有一个钢托，刚好压在了乳腺外侧肝经通过的地方。

　　另外，由于胆经经由肩颈部位开始与乳房的肝经相连，而现代人由于缺乏运动经常会导致肩颈劳损，直接影响到了肝胆经的畅通。所以，乳房保养跟肩颈有着密切而直接的联系，要想乳房健康，肩颈也要健康。

　　从乳房的疾病到乳腺癌的病变，不是短时间形成的，往往是由良性的乳房疾病发展而成的，比如乳腺增生。所以，积极地预防和保养乳房，才是让乳房健康的长久之计。对女人来说，乳房的具体保养做法就是疏通、散结和养疗三个步骤。

　　女性的乳房就像树根一样，布满了大大小小的导管，有乳腺管、淋巴管、细小的血管、经络，这些导管在胸部密集，交织成一张"蜘蛛网"。乳房疾病的产生主要是因为导管的阻塞，血液循环不良、淋巴管毒素过多，就会导致乳腺管堵塞。所以，保养乳房的首要方式是疏通。散结是针对已经有肿块或颗粒的乳房而言的，要通过特定手法和专门的保健，来让肿块变软、变小，直至消失。养疗则是指在乳房健康的基础上，让它更丰挺、迷人。

很多时候，胸部经络堵塞的原因是运动不多。相对于身体其他部位，乳房的运动是很少的，也很难被运动，所以，专门的乳房保健很有必要。现在，一些美容院已经推出了专门的健胸项目，配合精油与专业的按摩手法，疏通乳房的经络。

❋ 护胸的草药

藏红花、马鞭草这两样中草药对护胸有着很大帮助，它们可以疏通胸部经络，化瘀散结，预防养疗，对乳腺炎、乳房疼痛、乳房肿块、乳腺增生等乳腺疾病有很好的治疗和预防作用，可以疏通乳腺导管、淋巴管、微循环管道、经络管道，促进阻塞及代谢产物的疏通排泄。

❋ 护胸的精油

除了传统的草药，现代人喜爱的精油中，也有对护胸很有帮助的，比如乳香、迷迭香、茶树、罗马洋甘菊精油等。含有这些成分的精油，对乳房细胞有强大的激活力，可以增强乳房细胞的再生能力，加速乳腺细胞增长及脂肪细胞的聚集，养胸效果持久。

那么，如何通过保健按摩来达到护胸的目的呢？

完整的胸部保健按摩，并不只是针对乳房本身进行的，而应该从背部开始，修复肩颈的劳损，这样才能让经过乳房处的肝经畅通。具体操作时，可以用含有以上草药和精油成分的健胸油来做背部护理。然后，直接对胸部进行按摩，让乳房的结块一点一点变小，以此疏通乳房的经络。

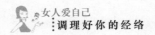

按摩塑身，塑造完美的臀线

·········

女人最优美的身体线条应该就是腰身到臀部的曲线了，浑圆而富有弹性的臀部是魅力女人的标志之一。那么，如何以经络按摩的方式，来塑造完美的臀线呢？

最主要的就是按摩膀胱经的八髎（读liáo）穴与胆经的环跳穴。

八髎穴位于背部腰椎以下、尾骨以上的"荐穴"骨孔上，顾名思义共有8个穴道。环跳穴则左右各一，各位于股外侧部，这两个穴道针对大而扁的臀部特别有效。由于穴位位于人体背部，所以需要另一人来协助按摩。按摩时以指力缓缓下压，停3秒后再放松力量，每一个穴位重复8次左右。特别要注意，按摩的同时必须达到酸、麻、胀、痛、热的感觉，才会达到效果。

而如果要改善臀部下垂的问题，则需要按摩另外一个很重要的穴道——承扶穴（图2-2）。此穴道两边各有一个，位置在两片臀部臀线底端横纹的正中央。按摩承扶穴不但有疏经活络的作用，还能刺激臀大肌的收缩。经由按摩专家指压5分钟后，就会有轻微抬高臀部的感觉。特别要注意的是，指压扶承穴时要分两段出力，首先垂直压到穴道点，接着指力往上勾起，才能充分达到效果。此穴道还可治疗痔疮、坐骨神经痛、便秘等疾病。

此外，你也可利用一个容易施行又省钱的运动法，来使你的臀线更加迷人，就是"踮脚尖"。首先，身体立正，双脚并拢；然后，边吸气边踮脚尖，意志力集中在足大拇指与第二趾，脚跟踮起至离地一个半到两个拳头的距离，肛门缩紧；最后，吐气，慢慢将脚跟放下，肛门随之放松，重复做8次。"踮脚尖"可以刺激脚底的涌泉穴，平日在家看电视时即可做。这个穴道攸关肾功能与女性激素的分泌，对第二性征的完整发育相当有帮助，刚练习时可从2～3分钟开始，习惯的话，每次可做15分钟（图2-3）。

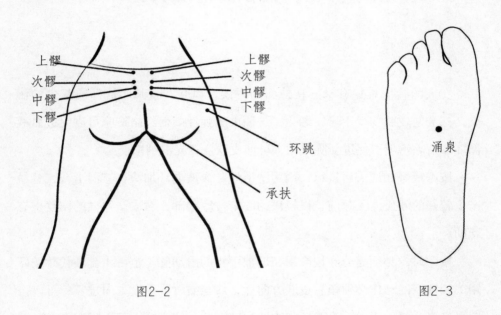

图2-2　　　　　　　　　　　　　　　　图2-3

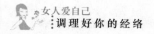

按摩护理，增强面部皮肤弹性

·········

女人的脸部难免有暴露在外面的时候，风吹、日晒、流汗或灰尘的污染，都会使皮肤变得干燥、老化，进而失去弹性。而经络按摩可以促进血液循环、清除污垢、促进新陈代谢，可使皮肤恢复光滑细嫩。

按摩最好在洗浴后进行，因为洗浴后，血液循环加快，体温上升，容易产生较好的效果。入睡前，以轻松的心情按摩脸部，对皮肤弹性的恢复很有帮助。

按摩时，必须充分涂按摩霜，增加手指的滑动感（也可用乳液代替按摩霜）。按摩的动作必须顺着皮肤方向做，或与皱纹成垂直方向进行；可以按照自己喜欢的方式做。为避免与皮肤过度摩擦，按摩时千万不可用力过猛。按摩时，可配合自己喜欢的音乐，以增强节奏感，松弛身心。原则上是从脸部的中心往外侧，像画螺旋一样地按摩。要注意，不可逆向按摩。

增强皮肤弹性的按摩方法如下：

（1）按摩霜取樱桃大小，点在脸上主要部位，均匀涂抹整个脸部。

（2）因为嘴的周围是环肌，按摩时，要在嘴角两侧做半圆径按摩。

（3）鼻子的两侧，油质特别容易积存，可稍微用力按摩。

（4）眼睛的周围也是环肌，必须轻压眉头，绕着眼睛的周围按摩。

（5）额头应该由内往外做螺旋状按摩。

（6）脸颊也要由内往外做螺旋状按摩。

（7）下巴部分也应由内向外做螺旋状按摩，粗糙处需仔细按摩。

（8）脖子也要当作脸的一部分按摩，用手背对着下巴往上轻拍。

按摩完了后，要做整理。用面巾纸将脸部擦拭干净，如果可以的话，最好用热毛巾擦脸，不但比较舒服，还能提高按摩的效果。如果要用热毛巾敷脸的话，必须在毛巾尚未冷却之前进行，温度应适当，不可过热，也不可过冷。

经络祛斑，让色斑去光光

各种色斑总是让女人苦恼不已。试想，美丽白嫩的肌肤上总是有些难看的斑点，爱美的女人怎么能容忍呢？

可是，色斑对很多女人来说，又往往难以避免。

长斑了，到底怎么办呢？

吃祛斑产品，怕会反弹；用祛斑食疗，又感觉太麻烦了。可是斑点又布满了整张脸，实在是烦死了！有没有不用吃药也不用吃祛斑食物，就能祛斑的方法呢？

答案是：有。那就是经络疗法。

女人脸上出现的色斑多为黄褐斑。黄褐斑是面部黑变病的一种，是一种

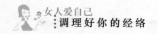

面部色素沉着性皮肤病，以颜面部有褐色或黑褐色斑块，形如蝴蝶状为其主症。斑块颜色或深或浅，面积大小不等，小者可如粟粒或钱币，大者可满布颜面如地图状，无自觉症状。日晒后皮损颜色加深。

黄褐斑常在春夏季加重，秋冬季减轻，多见于已婚女子。中医认为，黄褐斑多由情志不遂引起，导致肝气郁结、气机郁滞、脾失健运、气血不畅、颜面失养；或肾精受损、肾阴亏虚、虚火上炎、肌肤失养所致。

现代医学则认为黄褐斑的发病原因很多，内分泌是一个常见因素。妊娠期妇女由于雌激素和黄体酮分泌增多，促使色素沉着，导致在面部出现黄褐斑，称妊娠性黄褐斑。其在分娩后逐渐消失，属生理现象。另外，黄褐斑还与痛经、盆腔炎、长期口服避孕药、贫血、接触有害物质、精神因素、消耗性疾病、维生素缺乏等诸多因素有关。

色斑产生的原因不同，经络祛斑所取的穴位也就不同。

❋ 针对内分泌紊乱者

（1）按摩足太阳膀胱经，由足跟外上行，由上而下刺激5遍。在肝俞、心俞、肾俞、脾俞、三焦俞等穴位稍停片刻按揉之。

（2）示指按压足小趾外束骨穴。每秒按一次，共按5～10次。

（3）在腰背中线督脉部位，由上而下推拿5遍，再以脊柱为中线，用手掌分别向左右两旁推擦10遍以上（图2-4）。

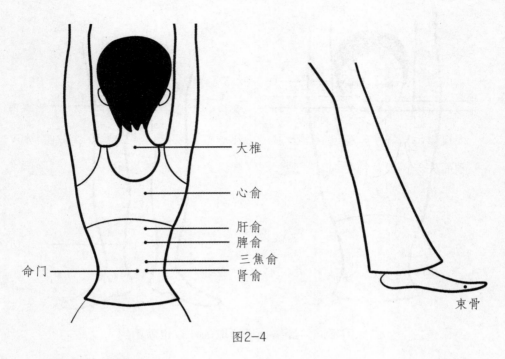

大椎

心俞

肝俞
脾俞
三焦俞
肾俞

命门

束骨

图2-4

❈ 针对肝气郁结

（1）用指腹沿颊车、地仓、迎香、太阳、耳前等穴做轻快的揉动式指压5～10遍。

（2）用示指按揉四白穴，四白穴又叫"美白穴"或者"养颜穴"，按压这个穴位，有明显的祛斑作用，美白的效果也非常不错。

（3）用双手拇指按揉位于双膝内侧的血海穴20～30次。

（4）沿足厥阴肝经，由下而上地用手掌柔和地按摩5遍以上。

❈ 针对肾气虚弱

（1）沿足少阴肾经，用手掌或毛刷由上而下做轻微的摩擦5遍。

（2）用拇指指端按揉三阴交穴20次。

（3）从脊背中线由上而下推擦5遍，并在大椎、命门穴处稍用力按揉（图2-5）。

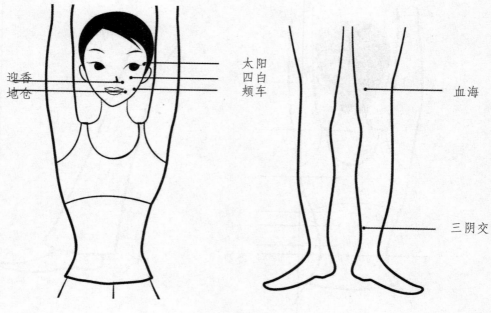

迎香
地仓

太阳
四白
颊车

血海

三阴交

图2-5

除了以上的经络疗法外，祛斑还要注意日常护理。

（1）注意饮食，应多吃蔬菜水果，补充维生素C，少食辛辣油腻以及刺激性强的食物。

（2）不宜滥用化妆品，或外搽刺激性强的药品。

（3）保持心情舒畅，避免不良刺激。

（4）避免日光暴晒，外出时应打伞或带宽边遮阳帽。

每天按一按，塑造柔润皮肤

· · · · · · · · ·

经络按摩能促进血液循环，增强人体新陈代谢和吸收营养的能力，加速消除疲劳，并可促进皮下弹性纤维的适当运动，使皮肤保持柔嫩与光泽。步骤如下：

（1）从额部开始，将一手中指与无名指靠拢，按额纹垂直方向上下按摩。

（2）在眉心处，以中指与无名指绕小圈按摩。

（3）用中指与无名指按摩太阳穴。

（4）用中指与无名指按摩下眼眶处，由内向外。

（5）用中指按摩上眼皮，由内向外。

（6）用中指与无名指上下来回按摩鼻翼外侧。

（7）用中指与无名指做螺旋状按摩面颊部。

（8）用示指、中指、无名指左右来回按摩鼻唇间。

（9）用中指、无名指左右来回按摩下唇以下部位。

（10）用中指、无名指上下来回按摩嘴角。

（11）用示指、中指稍用力揉摩耳下唾液腺部位。

（12）按摩颈部，前后左右都按摩到。

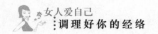
以上12个动作，如能坚持每天按摩，定可使皮肤柔润、新鲜、细嫩，而且无任何不良反应。

双手齐动，留住满头秀发

....

每个爱美的女人都希望拥有一头乌黑亮丽的秀发。

在正常情况下，一个人每天都会头发脱落，同时又有新的头发在生长，脱落和生长的头发数量大致相等。如果新生的头发数量少于脱落的发量，就会使头发的新陈代谢失去平衡，出现头发逐渐稀少甚至秃头的现象。

爱美的女性，如果出现这种情况该怎么办呢？求医问药当然是最好的选择，但是，如果能掌握一定的经络疗法，也可起到非常积极的作用。针对上述这种现象，应该采取怎样的经络疗法呢？

（1）用一支20毫升的维生素B_1液洒在头上，用右手五指从前额神庭穴向后梳到后发际哑门穴，共梳36次，然后用左手和右手的五指分别梳头部两侧，各梳36次。

（2）五指合拢叩打百会穴54次。

（3）两拇指分别点振两侧的翳风、翳明、风池等穴3次，每次10秒（图2-6）。

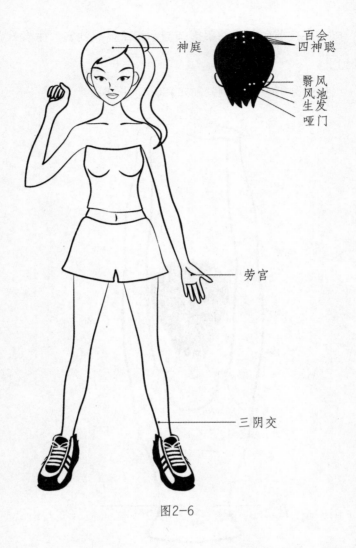

图2-6

（4）用拇指压揉三阴交穴15秒。压拨5次，压振3次，每次10秒。用掌心劳宫穴按压在脱发处或头发稀疏处，振额5次，每次持续10秒。

（5）以示指点揉百会、四神聪穴（百会穴前、后、左、右各开一寸处，共4次，合称四神聪），旋转式点揉，分别沿顺时针、逆时针方向各揉120次，点揉时力度由轻到重，速度由慢到快。然后五指微屈，用指尖轻叩头部100次。

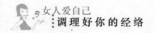
（6）以一手扶前额，另一手拇指与示指拿揉风池穴、生发穴各120次，手法由轻到重。

（7）以拇指分别点按双侧肾俞穴120次（图2-7）。

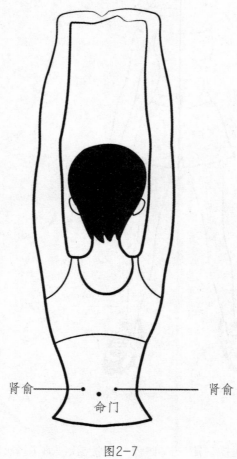

肾俞 ——————— ·   · ——————— 肾俞

命门

图2-7

防治头发脱落是基本的美容要求，再进一步，就是乌发润发了。乌发润发是指改善须发黄灰白、干枯无泽的状况，使之黑亮。人到五十岁后，头发普遍会渐渐斑白，此为正常生理现象，无需治疗，但有些女性才到中年，甚至青年时期就出现白发，有的出现毛发萎黄、枯黄、灰白，这是不正常的。

如何改变这种不正常的状况呢？

（1）指梳头发：两手五指微屈，以十指指端从前发际起，经头顶向后发际推进，反复操作20~40次。

（2）按压头皮：两手手指自然张开，用指端从额前开始，沿头部正中按压头皮至枕后发际，然后按压头顶两侧头皮，直至整个头部。按压时头皮有肿胀感，每次按2~3分钟。

（3）提拉头发：两手抓满头发，轻轻用力向上提拉，直至全部头发都提拉1次，时间2~3分钟。

（4）干洗头发：用两手手指摩擦整个头部的头发，如洗头状，2~3分钟。

（5）拍打头皮：双手四指并拢，轻轻拍打整个头部的头皮1~2分钟。

（6）穴位按摩：以拇指分别点按双侧肾俞、脾俞穴120次，手法由轻到重。以拇指分别点按足三里、三阴交、太溪穴各120次（图2-8）。

以上按摩法每日早晚各做1次。长期坚持，可防治白发，脱发，头发干燥、枯黄等。

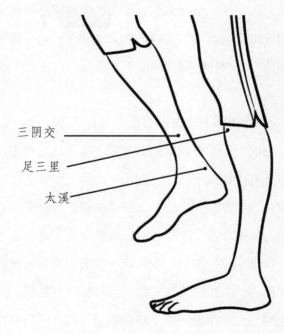

三阴交
足三里
太溪

图2-8

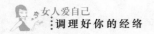

经络美容七大基本原则

· · · · · · · · ·

经络美容不是一件简单的事情，首先要选择好局部取穴、邻近取穴、远道取穴所用的穴位和部位；其次，要确定好所用的手法，手法的正确与否极大程度地影响着经络美容的效果。那么，这里面是否有什么规律可循呢？一般而言，在操作时须注意以下这些方面：

❋ 自上而下，先左后右

有时候，需要按摩的部位和穴位往往比较多，有头面部的，也有胸腹部的，还有上肢或下肢的，制定好按摩顺序既可使按摩者忙而不乱，不至于遗漏该按摩的部位和穴位，又可使被按摩者能很快适应，而且感觉舒适，不至于因为被按摩者"东抓一下，西捏一下"而引起不愉快。

按摩顺序一般可采取头面—胸腹—肩背—腰骶—上肢—下肢的顺序。以头面而言，先按摩局部穴位，再按摩邻近穴位，按照自上而下，先左后右、从前到后的按摩原则循序渐进地进行按摩。当然，按摩时可以根据具体情况做相应的调整。如无胸腹部的穴位，则可直接按摩肩背部的穴位。也可先按摩上肢或下肢，再按摩胸腹部或其他部位。总之，"有序"才是关键。

❋ 用力先轻后重

按摩时力度要先轻后重。"先轻"是为了有个适应的过程，同时可以观察被按摩者的耐受力；"后重"是为了取得"得气"的感觉，以确保按摩的效果。先轻后重，可以根据身体的反应，随时调整按摩的强度和手法。

这里需要说明一下，所谓"得气"，是中医经络学的术语，是指当按摩穴位时产生的特殊感觉和反应。"得气"的标志是身体有酸、麻、胀、重的感觉，有时还可以出现凉、热、痒、触电、蚁行、水波等感觉。如果是有另一方进行按摩，则按摩者的手下有沉、紧、涩、滞的感觉。

❋ 移动宜慢不宜快

移动慢则手法柔和，力度容易均匀；若移动太快，手法势必生硬粗暴。轻则不能耐受，重则会产生不良反应，所以古代医学家告诫说："……手法亦不可乱施；若元气素弱，一旦被伤，势已难支，设手法再误，则万难挽回矣，此所以尤当审慎者也。"

❋ 头面穴位用力宜轻

头面部肌肉薄弱，且感觉比较敏感，用力宜轻，而四肢、腰臀部肌肉丰厚，而且必须深按、重按，方能"得气"，所以用力须稍重。当然，头面用力宜轻的前提也是必须"得气"，否则用力太轻，无法"得气"，那就劳而无功了。

❋ 胖人用力略重

胖人皮下脂肪层较厚，对压力有缓冲的作用，相对来说，用力可略重一些。当然，胖人中经络特别敏感的人又当区别对待，总之，宜以"得气"为要。

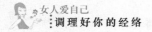
❈ 手法决定力度

采取何种手法与所需的力度有关。我们在中学的物理中就已经学过，压力与着力的面积成反比，也就是说，相同的压力，着力的面积小，则刺激强度大；着力的面积大，则刺激强度反而小。如按法、揉法，所用的力度较大，但产生的刺激强度并不大。而掐法、点法，所用的力度并不大，但产生的刺激却非常强烈。即使是同一手法，如按法中的掌按法与指按法，揉法中的掌揉法与指揉法，所用的力度和所产生的刺激强度都会有所不同。

❈ 手宜温暖、清洁

按摩前先将双手用温水洗净，以使双手清洁、温暖。如双手已经清洁，也可将双手相合，快速搓动发热，使双手温暖。尤其是在冬天，尤其要注意双手的温暖，以免被按摩者突然受到冷手的刺激而引起反感。

在每一次按摩结束后均应洗手，以防止交叉感染。

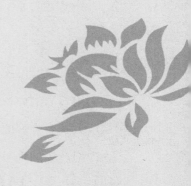

第三章
经络疗法，让女人摆脱特殊烦恼

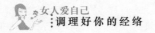

经络疗法，把月经规律找回来

·········

月经不调是指因各种因素导致卵巢、激素调节功能紊乱，月经失去规律性的一种妇科病。中医认为月经不调多因先天肾气亏虚、后天七劳外伤引发的冲任亏虚、血海不能按期充盈、行经规律失常所致。

❋ 临床表现

月经常出现错后、提前，或经量过多、过少等，脸色晦暗等现象，并且伴有心慌气短、疲乏无力、小腹胀痛、白带增多、腰腿酸软等症状。这些现象均是"月经不调"的表现。

❋ 经络疗法

（1）按压头部的百会、印堂、太阳、风池等穴各30～50次，力度以酸痛为度。

（2）按压背部的肝俞、肾俞、命门，腿部的地机等穴各50次，力度稍重（图3-1）。

（3）按揉腹部的章门、关元，腿足部的三阴交、太冲和手部的阳池、合谷等穴各50次，力度以胀痛为宜。腹部的关元穴、背部的肾俞穴是治疗月经不调的特效穴，应重点按揉、反复刺激。另外，腿部的三阴交是脾经、肝经、肾经等三经络交汇的穴位，应重点按摩，对肝、肾脏机能有很好的疗效（图3-2）。

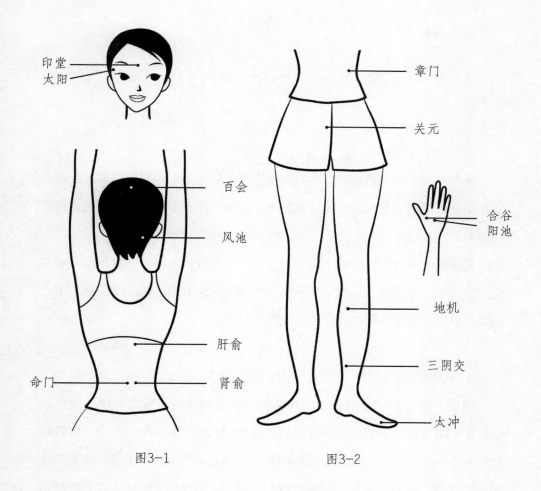

印堂
太阳
百会
风池
肝俞
命门
肾俞

章门
关元
合谷
阳池
地机
三阴交
太冲

图3-1　　　　　　　　　　图3-2

❋ **注意事项**

女性患者应保持乐观的情绪，节制食欲和房事。

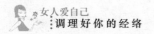

不通则痛，故发生行经疼痛

女性在经期和经期前后，小腹和腰骶部疼痛难忍，甚至出现虚脱状态，病症随月经周期而发作，造成精神紧张，影响工作和学习，医学上把这种病理现象称为痛经。

祖国医学认为，痛经的主要原因为：妇女在身体虚弱时受到风寒湿邪的侵袭，造成气滞血瘀，气血运行不畅，经络受阻，致使月经排出困难，不通则痛，故发生行经疼痛。

❆ **临床表现**

痛经大多开始于月经来潮或在阴道出血前数小时，常为痉挛性绞痛，历时0.5～2小时。在剧烈腹痛发作后，痛经转为中等阵发性疼痛，可持续12～24小时。经血外流畅通后逐渐消失，亦偶有需卧床2～3天者。疼痛部位多在下腹部，重者可放射至腰骶部或股内前侧。50%以上的病人伴有胃肠道及心血管症状，如恶心、呕吐、腹泻、头晕、头痛及疲乏感，偶有晕厥及虚脱。

❈ 经络疗法

（1）揉按腹部的中脘、气海、大巨、关元、大赫、中极等穴各50～100次，按摩时应轻缓平稳，不可用力过重（图3-3）。

（2）按压背部的三焦俞、肾俞、胞肓、上髎、中髎、下髎等穴各50次，力度稍重，以酸痛为度（图3-4）。

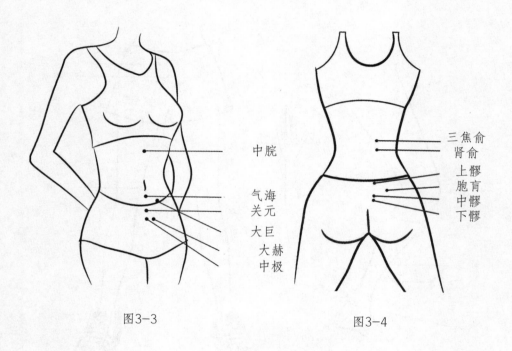

中脘
气海
关元
大巨
大赫
中极

三焦俞
肾俞
上髎
胞肓
中髎
下髎

图3-3　　　　　　　　　　　　　　图3-4

（3）按揉腿部的血海和足部的筑宾、三阴交、太溪等穴各50～100次，力度以胀痛为宜（图3-5）。

（4）掐按手部的合谷穴50次，力度以酸痛为宜。

（5）腹部的关元穴是痛经的特效穴，应反复按揉此穴；大巨穴对痛经所引起的下腹胀痛、腰部酸痛、手足冰冷和体内瘀血很有效；此外，腿部的血海穴亦应多按揉几次，血海穴是促进血液循环、除血排瘀的特效穴，对痛经很有效（图3-6）。

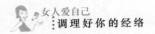

❀ **注意事项**

（1）经络按摩治疗痛经应在月经来潮前做，一周做3次，隔天做一次，连续3个月为一疗程，共9次。

（2）在经期应注意保暖，避免寒冷，注意经期卫生。

（3）适当休息，安宁情绪，避免喜怒及忧郁。

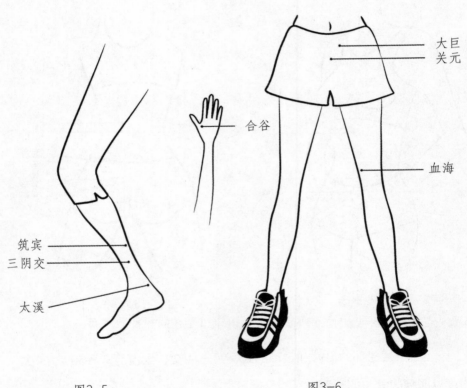

图3-5   图3-6

按摩腹腰，摆脱经间出血烦恼
·········

经间期出血，又称月经中期出血，或称排卵期出血，是指两次正常量月经之间的少量出血，可伴有不同程度的小腹疼痛。经间期出血是妇科常见病。现代医学认为该病是由雌激素水平不足而引起的，治疗可用小剂量雌激素补充疗法，但远期疗效差，且易复发。

❋ 临床表现

其临床表现主要有子宫出血、腹痛（周期性月经间疼痛，疼痛可很轻微，也可呈严重的痛经型，一般持续几小时，个别患者可持续2～3天）、不孕（可能因排卵期出血而中止性生活，错过受孕时机而致）等。

❋ 经络疗法

（1）掌摩腹部。用掌摩法在腹部治疗，力度宜由轻到重，范围以中脘、下脘二穴为主，施术约3分钟，以局部温热为度。

（2）推经点穴。用拇指指端顺任脉在腹部的循行方向推行，反复3遍；用点按法点穴，一般可取上巨虚、下巨虚、天枢、血海、阴陵泉、足三里、气穴、涌泉等穴，得气为宜（图3-7）。

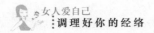

（3）揉按腰脊。采用掌揉按法在腰背正中及两侧施术，约3分钟，使腰背部肌肉放松，局部温热。

（4）点揉腰背部经穴。用拇指点揉腰背部经穴，一般可取肝俞、肾俞、脾俞、命门、腰阳关、腰俞等穴和八髎各穴，同时寻找偏歪棘突、压痛点等，如有则应着力点揉（图3-8）。

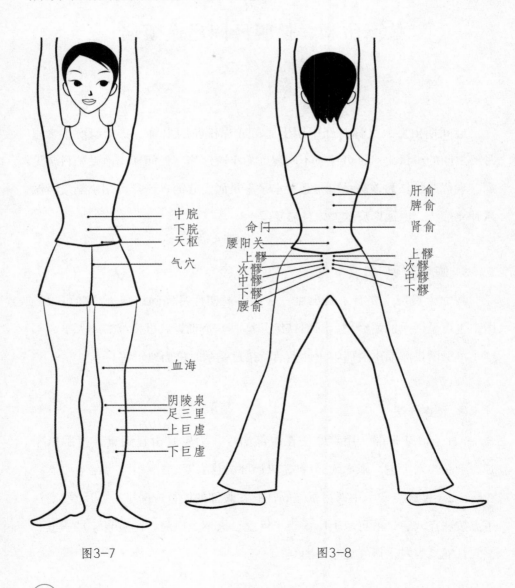

图3-7   图3-8

❋ 注意事项

（1）注意经期卫生，参加体育锻炼。

（2）出现经间期出血，要积极治疗，以免形成崩漏等病。

疏通经络，让乳房肿块去无踪

·········

乳腺增生是一种非炎症性疾病，未婚女性、中老年妇女均可发生，为女性常见病之一。本病属中医学"乳癖"范畴。中医认为本病多由肝肾亏虚、郁怒伤肝、肝郁气滞、思虑伤脾、脾失健运、痰气凝结、阻于经络，久之而成包块所致。

❋ 临床表现

乳房常有肿块，多见于乳房双侧或一侧，肿块常是多个，大小不等，形态不规则；肿块与周围组织界限不清，与皮肤不粘连，推之则活动，乳房内可触及粗条索状肿物或边界不清的片状增厚的腺体组织。月经前3～4天疼痛加重，肿块增大，经后疼痛感减轻或消失，肿块可能变小。患者乳头可有草黄色或棕黄色透明液体溢出，亦可有血性浆液甚至血液溢出。

❋ 经络疗法

（1）顺脊法。双手拇指沿第1～5胸椎棘突旁自上而下做推法，各20遍。

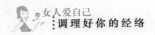

（2）拨背法。双拇指自上而下拨第1～5胸椎棘突旁肌肉，左右各20遍。

（3）揉肩井穴法。双拇指揉两侧肩井穴，各50遍。

（4）揉天宗穴法。双掌根揉两侧天宗穴，各100遍。

（5）拨背部诸穴法。双拇指拨两侧肝俞穴、肾俞穴，各100遍（图3-9）。

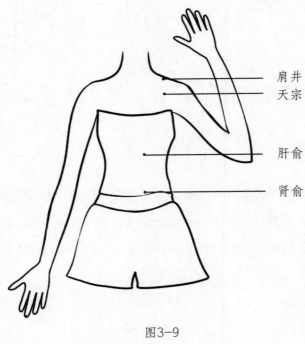

图3-9

（6）揉胸骨法。单掌揉胸骨，自天突穴下至剑突穴上方，共5遍。

（7）揉拨诸穴法。指揉或拨两侧膺窗、乳根、合谷、足三里等穴，各100遍（图3-10）。

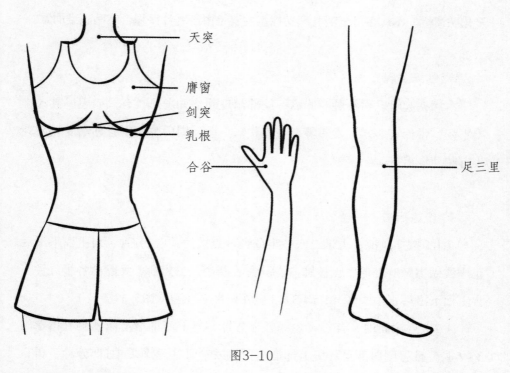

天突

膺窗

剑突

乳根

合谷

足三里

图3-10

❋ 注意事项

（1）女性患者应保持心情舒畅，避免郁怒伤肝，气血凝滞。

（2）本病常伴有月经不调，治疗时可一并调理。

乳腺炎的经络辅助疗法

· · · · · · · · · ·

乳腺炎是指乳腺组织的急性感染，表现为在乳房部位出现红肿、热痛，甚

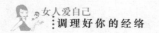

至化脓溃烂。本病多发于哺乳期女性。主要是由于乳汁瘀积、细菌感染而致。

❀ 临床表现

本病初起时乳房红肿、胀痛，局部出现硬块并发热，有跳痛感，乳汁排出不畅，常伴有恶寒、发热等全身症状。一般一周后肿块中心逐渐变软或乳头有脓液溢出。

❀ 经络疗法

（1）按揉风池、大椎二穴各半分钟，点按肩井穴1分钟，自上而下沿后正中线做擦摩3～5遍，点按肺俞、膈俞、肝俞、三焦俞、大肠俞各半分钟，自上而下沿后正中线旁开1.5～3.0寸做掌根推5～8遍（图3-11）。

（2）点按曲池、合谷、少泽各半分钟，自上而下沿上肢外侧五指拿摩3～5遍，自患侧肘部至乳房上部沿上臂侧及锁骨往返虚掌拍打5分钟，再自患侧肘部至肩背部沿上臂后侧及肩胛骨虚掌拍打3分钟（图3-12）。

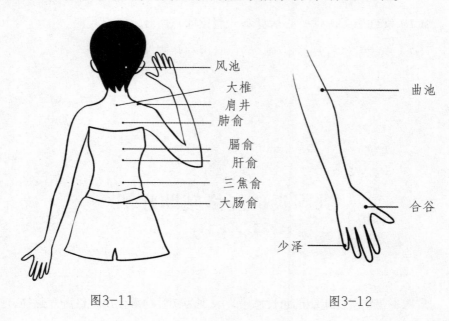

风池
大椎
肩井
肺俞
膈俞
肝俞
三焦俞
大肠俞

曲池

合谷

少泽

图3-11　　　　　　　　　　　　　　图3-12

（3）中指点按膻中、中脘、乳根、中府、期门、天枢各半分钟，在乳房的上部及外部做掌根按法各1分钟，向乳头的方向推揉，两侧各10～15分钟，以脐部为中心沿顺时针方向单掌摩腹部2分钟（图3-13）。

（4）点按足三里、太冲、行间各半分钟，自上而下作五指拿3～5遍（图3-14）。

❋ 注意事项

乳腺未化脓时，经络疗法是一种很好的辅助治疗方法，但应该适当加用抗生素。如脓已成，则乳房局部不宜做按摩治疗，应当去医院做切开引流手术。

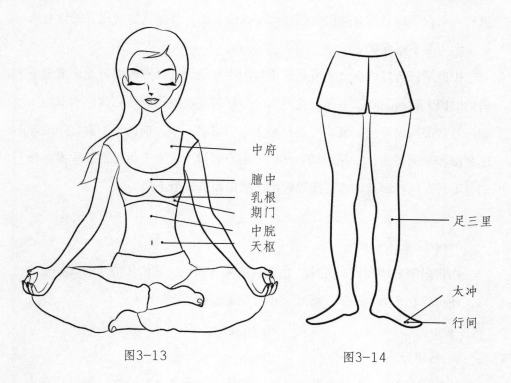

图3-13　　　　　　　　　　　　　图3-14

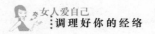

经络按摩，轻松面对"带下病"

正常情况下，女性阴道内会分泌少量半透明而黏稠的液体以保持器官的滋润。而带下病是指女性白带明显增多或色、质、气味发生变化，并伴有头晕、无力等不适症状。

中医学认为体内湿气太重是带下病的主要病因。导致内湿过重而成带下病的原因大致有三点：一是饮食不当、劳累过度而损伤脾器官运化水湿的功能，导致湿浊内停而下流；二是早婚多产、房事不节，损伤肾阳温化功能，使寒湿相聚而下流；三是经期、产后、流产时没有注意卫生保健或手术器械消毒不严，这些因素均有可能导致细菌感染而造成带下病。

❈ 临床表现

白带量明显增多或有异味、色黄，或夹有血色，或清稀如水，或如豆渣样，还可伴有乏力、头晕、腰酸、小腹痛等症状。

❈ 经络疗法

（1）沿后正中线自大椎穴至长强穴从上而下掌推3～5次，再沿后正中线旁开1.5～3寸从上而下掌推3～5次，点揉肝俞、脾俞、肾俞、腰阳关等穴各半分钟，双掌交替横擦命门穴和八髎各穴各2分钟。再以右手的中指和示指相并、中指微屈，使两指尖并齐，双指点长强穴1分钟，再用摄法从上而下沿脊柱两侧旁开1.5～3寸按摩5分钟（图3-15）。

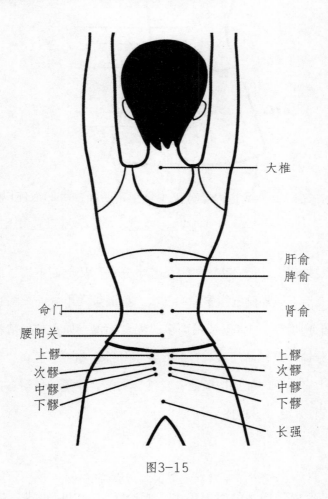

大椎

肝俞
脾俞

命门　　　　　　　　　肾俞

腰阳关

上髎　　　　　　　　　上髎
次髎　　　　　　　　　次髎
中髎　　　　　　　　　中髎
下髎　　　　　　　　　下髎

长强

图3-15

（2）沿前正中线自膻中穴至曲骨穴掌推3～5次，点按膻中、中脘、中极、天枢、归来等穴各半分钟，沿期门、章门等穴的顺序以掌根边推边揉3～5次，二指拿带脉8～10次，掌根揉带脉1分钟，用掌根在脐腹部震颤2分钟，再以脐为中心在腹部行掌摩法3分钟（图3-16）。

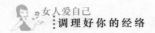
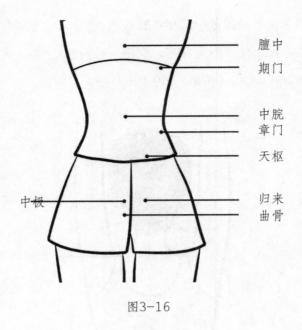

图3-16

（3）点按血海、足三里、三阴交各半分钟，从上而下沿下肢内侧五指拿捏3～5次，沿下肢外侧五指拿捏3～5次，掐涌泉穴半分钟（图3-17）。

（4）随证加减：如带下清稀而多，无臭无色，如水或如清涕，则加点按大椎穴半分钟，点揉命门穴、肾俞穴各半分钟；如带下色黄，黏稠如脓，有臭味，或夹有血色，加点按风池、合谷、内关、建里、气海各穴半分钟，掌擦大腿内侧2分钟（图3-18）。

❄ 注意事项

（1）导致白带增多的原因很多，要诊断明确以后再进行经络疗法治疗，如年龄在40岁以上，带下色黄而秽臭、夹有血液，那就要警惕恶性肿瘤的可能。

（2）患病期间，要注意阴部卫生，节制房事。

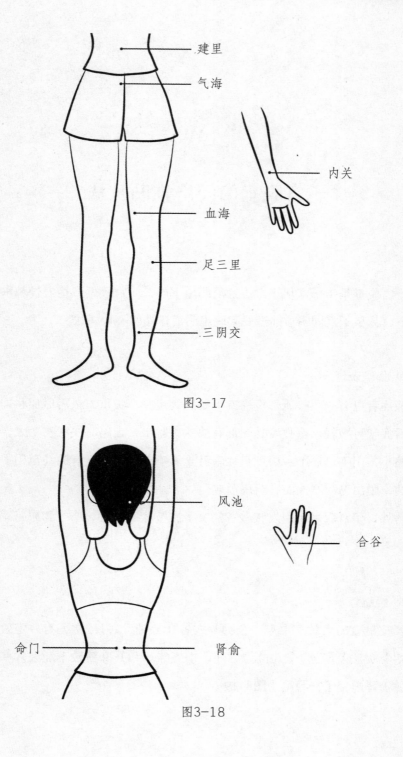

图3-17

图3-18

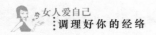

子宫脱垂的经络辅助疗法
· · · · · · · · · ·

子宫脱垂是指子宫从正常位置沿阴道下降，子宫颈外口达坐骨棘水平位置以下，甚至子宫同阴道前壁一起脱出阴道口外的一种症状。

❋ 临床表现

轻症者可有一般腰骶部疼痛或下坠感，走路、负重、久蹲后症状加重，休息后症状可减轻。重症者外阴部有块状物脱出，走路时块状物变大，休息后可缩小，用手可还纳。极度重症者甚至影响正常行走，有的甚至用手都不能还纳，脱出物因摩擦而有溃疡形成。

另外，子宫脱垂易引发腰酸背痛、下腹坠胀、便秘、胀气和尿路感染等症状。

❋ 经络疗法

揉按足上的大敦、水泉、公孙等穴各10分钟，每日2次，有一定效果，也可用艾灸法刺激这3个穴位。另外，用五味子和升麻粉敷于涌泉穴和关元穴，适于肾虚型子宫脱垂（图3-19）。

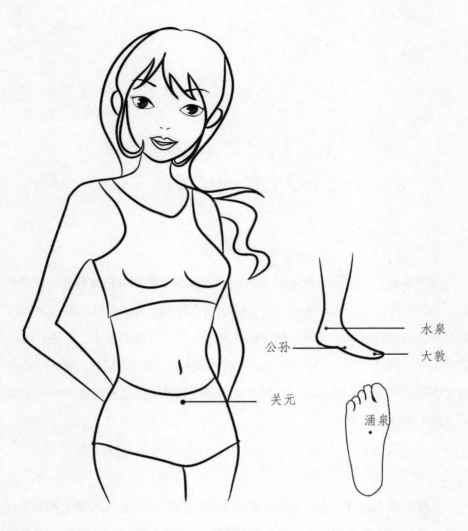

公孙

水泉

大敦

关元

涌泉

图3-19

　　此外，提肛肌锻炼对子宫脱垂也有一定效果，方法是：坐在椅子或床上，忍住大小便动作，一收一缩交替做提肛肌的锻炼，每次10分钟左右，1日2～3次。

❋ 注意事项
子宫脱垂治疗期间，患者要注意休息，避免劳累，禁绝性生活。

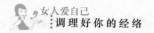

女性不孕？试一试经络疗法

·········

女性婚后，夫妻同居两年以上，未避孕而不受孕为原发性不孕；如曾孕育，而又两年以上未避孕而不受孕为继发性不孕。与女性生殖机能有关的每一个器官的结构或功能异常，均可造成不孕。因而可有脑垂体、卵巢、输卵管、子宫、阴道等各方面的因素，如幼稚型子宫、输卵管阻塞，等等。身体过于虚弱或平素患有月经不调、慢性盆腔炎等妇科病及过度肥胖的妇女也容易出现不孕症。

❀ 临床表现

女性婚后或流产、生产后，夫妻同居两年以上，性生活正常，未避孕而不受孕，配偶做有关检查的结论为生殖机能正常，常伴有月经不调，或白带过多，或过度肥胖及消瘦，等等。

❀ 经络疗法

（1）取肾俞、气海、关元、命门、三阴交、太溪等穴位进行按压，按压时力度要逐渐增大，动作一定要平稳，按穴时间应该长一些，可持续30～60秒。此外，按穴时可做逆时针揉动（图3-20）。

（2）取气户、子宫、太冲、足三里、三阴交等穴位进行按压（图3-21）。手法与力度同前，血虚身热则加按血海，头晕心悸加按百会、神门。

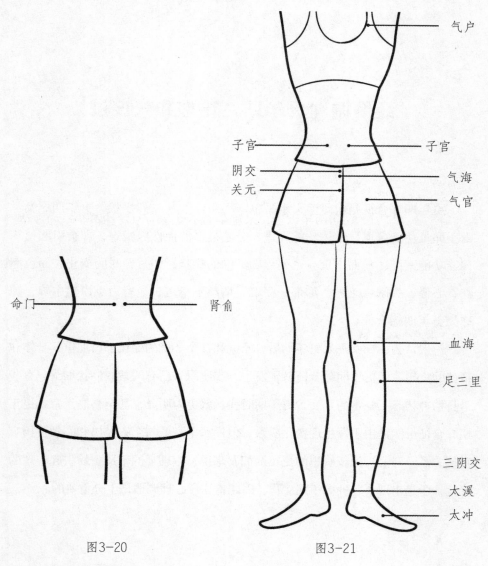

图3-20　　　　　　　　　　　图3-21

❀ 注意事项

患有不孕症的女性不可盲目服用补品，食用太多保健补品反而会加重病情，一定要谨慎，在选用补品之前最好要听取专家的意见。

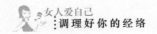

经络调理更年期，让您和气度过

·········

更年期综合征是由雌激素水平下降而引起的一系列症状。更年期妇女，由于卵巢功能减退，垂体功能亢进，分泌过多的促性腺激素，即会引起植物神经功能紊乱，从而出现一系列程度不同的症状，如月经时间变化、面色潮红、心悸、失眠、乏力、抑郁、多虑、情绪不稳定、注意力难以集中等，统称为更年期综合征。

一般认为，妇女进入更年期后，家庭和社会环境的变化都可加重其身体和精神的负担，使更年期综合征易于发生，或使原来已有的某些症状加重。有些本身精神状态不稳定的妇女，更年期时症状就更为明显，甚至喜怒无常。更年期综合征虽然是由于性生理变化所致，但发病率高低与个人经历和心理负担有直接关系。对心理比较敏感的更年期妇女来说，生理上的不适更易引起心理的变化，于是出现了各种更年期症状。因此，注意心理调适是十分重要的。

❄ 临床表现

此病的症状比较复杂，主要表现为月经紊乱、情绪易激动或低落、烦躁易怒、烘热汗出、阵发性潮热面红、头晕耳鸣、心悸、失眠、浮肿、泄泻、皮肤感觉异常，等等。这些症状不一定全部具备，表现可多可少，可轻可重，可久可暂。女性一般在45～55岁时症状较为明显，也有人可以持续20年，甚至更长。

❋ 经络疗法

（1）用中指点按印堂穴半分钟，双拇指交替，从印堂至前发际沿前正中线做指推2分钟，前额用拇指分推2分钟，以中间三指的指腹往返推擦眉弓2分钟，双手拇指点揉太阳穴半分钟，以拇指按太阳，其他四指在面颊自下而上做四指摩2分钟。

（2）双掌相叠自脐部开始沿顺时针方向做螺旋形环摩，边摩边向外周腹部扩大，重复5～8次。点按中脘、气海、关元等穴各半分钟，自肋弓下缘向髂骨上缘施掌推2分钟，在两髂骨内缘之间行双掌横擦2分钟，再以脐为中心行单掌摩2分钟（图3-22）。

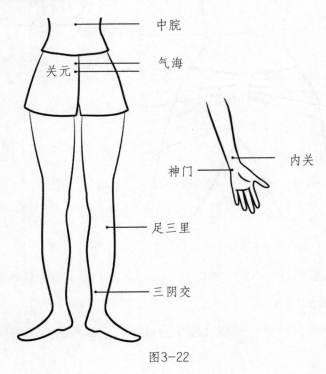

中脘
气海
关元
神门
内关
足三里
三阴交

图3-22

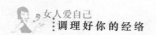

（3）点揉心俞、肝俞、肾俞等穴各半分钟，双掌交替横擦骶部八髎穴2分钟。

（4）以拇指点按百会穴半分钟。双手五指分开，从前发际向两侧额部、头顶部、后脑部梳推2分钟。最后以拇指与示指捏住耳垂，垂直向下手拉3～5次，再搓揉半分钟。用双手提拿肩部5～8次，自上而下拿揉后颈、肩部3～5次，双手点按风池穴半分钟。自长强穴至大椎穴沿后正中线自上而下施三指捏3分钟（图3-23）。

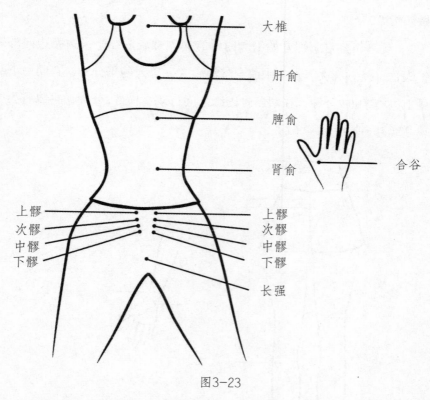

图3-23

（5）点按合谷、内关、神门各半分钟，自上而下沿上肢内侧做五指拿3～5次，行搓法5～8次。

（6）点按足三里、三阴交各半分钟，自上而下沿大腿内侧做五指拿3～5次。

（7）随证加减：①月经过多或滴沥不尽，腹部推、摩手法可不做，加点揉阴陵泉、委中、承山等穴各1分钟，手法可重一些。②如烦躁激动、心悸不安，加点按神庭、大椎、期门、少海、通里等穴各半分钟，双手在两肋部做掌擦3分钟。③如乏力、泄泻，加点按脾俞、胃俞等穴半分钟，横擦命门穴2分钟。④烘热多汗，加点按大椎、天柱、曲池、后溪等穴各半分钟（图3-24），掐涌泉穴半分钟。⑤失眠、多梦，加点按头维、上星、曲池等穴各半分钟，并注意按摩头部的手法要轻柔，时间可适当延长（图3-25）。

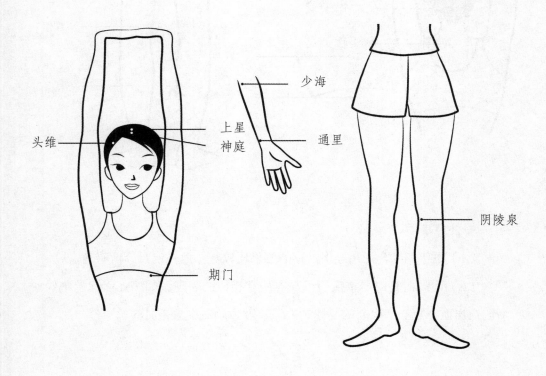

图3-24

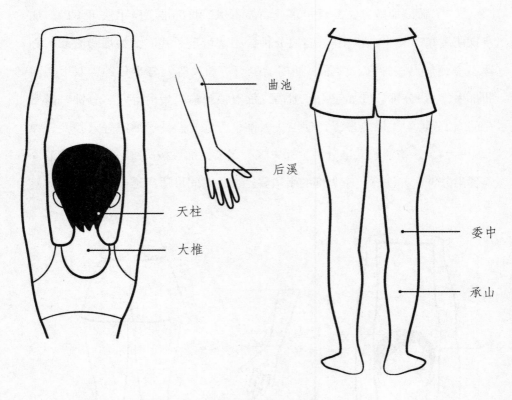

图3-25

❀ **注意事项**

（1）更年期综合征用经络治疗的效果比较好，但一定要诊断明确。

（2）许多器官的严重疾病可与本病有相似的表现，如癌症引起的绝经后阴道出血，冠心病引起的心悸、失眠，等等，要注意区别。

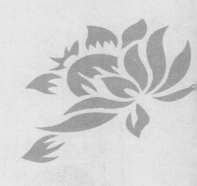

第四章
手足经络按摩，助女人祛病强身

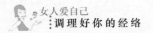

手部经络上的常用要穴

· · · · · · · · ·

按摩手部有两大优点：一是方便，无论是自我按摩，还是为人按摩，手都是最方便的部位；二是效果好，手的感觉机能最重要、最灵敏，并且使用最多，它在人大脑皮层的投射区最占优势，故有"手为第二大脑"的说法。此外，手部还有三阴三阳经与内脏相通，按摩刺激手部有关部位，经过大脑皮层的调节和经络的传导，能迅速调整失衡的器官，使之恢复正常的功能状态。

人体有十二正经和奇经八脉，其中有手三阳经、三阴经起或止于手指端，这些穴位都是诊断和治疗疾病的重要穴位。现在来谈一谈手部的常用要穴。

❋ 手太阴肺经三穴（图4-1）

少商穴：位于拇指桡侧（内侧），距指甲角约一分。

鱼际穴：仰掌，第一掌骨掌侧中点赤白肉际处。

太渊穴：仰掌，手腕横纹之桡侧凹陷处。

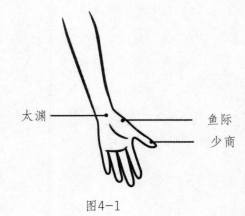

图4-1

手太阴肺经及其穴位主要与肺、气管、支气管等呼吸器官相通。指压它们，如较平常疼痛，特别是鱼际穴，本是隆起的，如果变瘦，或呈紫色，则表示呼吸机能异常。治疗方法是指压双手的鱼际穴，压到有酸、麻、胀、痛感为止，同时点按太渊和少商，则效果更加明显。

❄ **手厥阴心包经三穴（图4-2）**

中冲穴：中指尖端。

劳宫穴：手掌中央，即掌心。

内关穴：仰掌，腕横纹正中直上2寸，两筋中间。

手厥阴心包经及其穴位都与心脏、血液循环系统密切相关，特别是

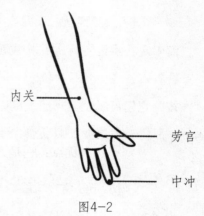

图4-2

以劳宫穴为中心的二分硬币大小的区域为"心包区"。如果指压心包区有痛感，或比其他部位皮肤过硬、过柔、过热、过冷等异常现象，则表明心脏功能出了问题。应及时按摩心包区和中冲、内关，以达到防治作用。

❄ **手少阴心经两穴（图4-3）**

少冲穴：小指桡侧，距指甲角一分。

神门穴：仰掌，掌侧腕横纹外侧端稍上方凹陷中。

手少阴心经主司心脏及血液循环系统，凡因情绪紧张而引起的内脏功能失调等疾病，如心跳加快、气短、气喘、发冷、盗汗、心神不安、烦躁、失眠、心

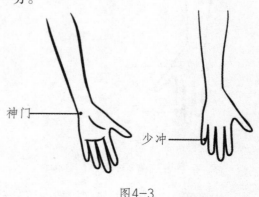

图4-3

脏不适，甚至心绞痛等，点按少冲、神门可以防治。另在小指和无名指之间的根部，有一个心经经过的"精心区"，亦可诊断和治疗心血管疾病，方法与"心包区"同，两者结合效果更佳。

❋ 手阳明大肠经两穴（图4-4）

商阳穴：示指桡侧，距指甲角约一分。

合谷穴：虎口张开，位于一、二掌骨之中间点，稍偏示指处。

按摩它们可激发大肠经气机通达，使大肠经循行之处的部位和器官的疾病——肘痛、肩周炎、咽喉痛、牙病、鼻病、口腔病、头痛等缓解或消除。

❋ 手太阳小肠经两穴（图4-5）

少泽穴：手小指端外侧，距指甲再一分处。

阳谷穴：腕背横纹尺侧端凹陷处。

按摩它们可以激发小肠经气机通达，主治小肠经循行部位的疾病，如小指、腕及前臂尺侧疼痛，肩痛，目疾耳病，半身不遂等。

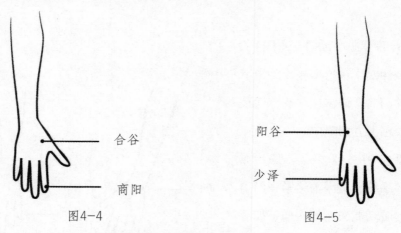

图4-4　　　　　　　　　　　　图4-5

❋ 手少阳三焦经两穴（图4-6）

中渚穴：小指与无名指指根间下2厘米手背凹陷处，用力按压，会有脱落的感觉，关节后陷中。

外关穴：俯掌，腕丘正中线二寸两骨间。

按摩它们可激发三焦经气机通达，主治三焦经循行部位的疾病，如手指不能屈伸、肘臂疼痛、肩背痛、肋痛、心悸、心痛、头晕，以及耳、目、口腔诸病。

❉　手部其他穴位（图4-7）

（1）落枕穴：手背第二、三掌骨间，指关节后五分。

主治：落枕、急性胃痛、肩臂痛。

（2）中泉穴：俯掌，腕背正中稍偏桡侧。

主治：胸中气满不得卧，腹中气痛不可忍，胃气上逆。

（3）八关穴：在示指、中指、无名指、小指的第一节内外侧，共八穴，合称八关穴。

主治：一切手痛、头痛。

（4）十宣穴：在手十指指端距指甲一分。

主治：抽风、神经错乱、不省人事。方法：掐，必要时针刺。

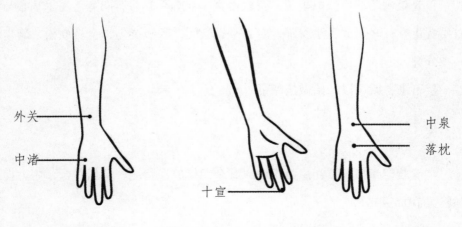

图4-6　　　　　　　　　　　　　图4-7

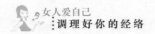

穴道揉一揉，摆脱"鼠标手"

· · · · · · · · ·

现代女性在工作时往往离不开电脑的帮助，这使得患"鼠标手"的女性越来越多。"鼠标手"多是说腕关节劳损，这是因工作性质所引起的慢性劳损，或因直接、间接暴力引起的腕关节外伤的后遗症，表现为腕关节经常性疼痛，用腕稍多则疼痛加重，甚至腕部肿胀、活动受限、关节无力、关节弹响、局部压痛等。

以下是防治"鼠标手"的自我按摩方法，只要你能每天抽出几分钟做做，就能有效地防治"鼠标手"。

首先是预备动作。取坐位，腰微挺直，双脚平放与肩同宽，左手掌心与右手背重叠，轻轻放在小腹部，双目平视微闭，呼吸调匀，全身放松，静坐1～2分钟。

接下来，就可以开始做按摩了。

❉ 捏揉腕关节

将健肢拇指指腹按在患腕掌侧，其余四指放在背侧，适当对合，用力捏揉腕关节0.5～1分钟。

功效：疏通经络，活血止痛。

❋ **合按大陵穴、阳池穴**（图4-8）

将健肢拇指指腹放在患腕大陵穴，中指指腹放在阳池穴，适当对合，用力按压0.5~1分钟。

功效：疏通经络，顺滑关节。

❋ **按揉曲池穴**（图4-9）

将健肢拇指指腹放在患肢曲池穴，其余四指放在肘后侧，拇指适当用力按揉0.5~1分钟。以有酸胀感为佳。

功效：调节脏腑，活血止痛。

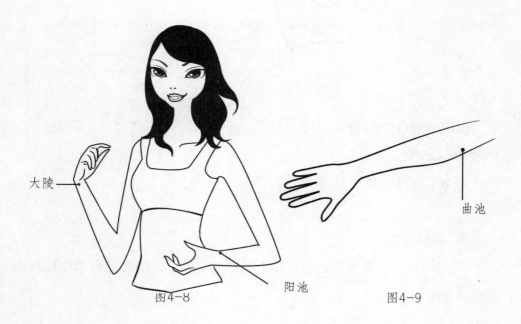

大陵

阳池

图4-8

曲池

图4-9

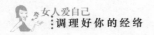

❋ 按揉手三里穴（图4-10）

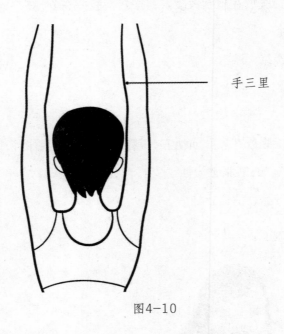

手三里

图4-10

用健肢拇指指腹按在患侧手三里穴，其余四指附在穴位对侧，适当用力按揉0.5～1分钟。

功效：理气和胃，通络止痛。

❋ 摇腕关节

用健手握住患肢手指，适当用力，沿顺时针、逆时针方向牵拉摇动0.5～1分钟。

功效：活血止痛，滑利关节。

❋ 捻牵手指

用健侧拇、示指捏住患指手指，从指根部捻动到指尖，每个手指依次进行，捻动后再适当用力牵拉手指。

功效：活血通络，滑利关节。

以上手法可每日做1～2次，在治疗期间应避免手腕用力和受寒，疼痛较甚时可做热敷，结合痛点做封闭治疗，疗效会更好。

手部按摩的健康法则

一般来说，在做手部按摩时，需要注意以下事项：

（1）点按手部穴位的各种手法，均应先轻，后重，再轻，不能施力过猛，应保持适当的强度，适度进行按摩。自我按摩要体会自我感觉。为别人按摩要注意其表情并询问其感受，以便及时调整按摩强度。

（2）要讲究火候，手部按摩以点穴为主，按摩为辅。讲究火候，就是点穴以后，要有酸、麻、胀的感觉。

（3）要注意补、泻、和。在按摩前先要辨明病症属实还是虚，然后根据"虚则当补，实则当泻"的原则施行补法或泻法。一般是"轻为补，重为泻""缓为补，急为泻""顺时针为补，逆时针为泻""顺经为补，逆经为泻""一补一泻是为和"。可先泻后补，也可先补后泻。一般按摩阴经穴位多补少泻，按摩阳经穴位多泻少补。所谓"顺经为补，逆经为泻"，例如手厥阴心包经的走向是由胸至手，在点内关穴时，向手的方向施力为补法，向胸的方向施力为泻法；再如手少阳三焦经的走向是由手至头，点外关穴，向手指方向施力为泻法，向头的方向施力为补法。

（4）对困倦、虚弱、饥饿的病人，按摩时手法要轻柔，或者暂不按摩，等进食后过一会儿体力恢复了再按摩。伤肿较重、怀疑骨折等情况，在未查明前不能盲目按摩。

（5）按摩前要修剪指甲，手要保持清洁，以免擦伤皮肤，造成感染。

（6）尽量运用"双点法"，即同时按摩双穴。同时点左右手同名穴位，或同时点一手两个穴位或三个穴位。这样既节省时间，效果也更佳。

最后还有一点需要说明，手部按摩健康法，有病治病，无病又可健身。健身按摩，也很简单，只取四穴——合谷、鱼际、内关、外关。采用"双点法"按摩，每天两次，每次只需5～10分钟，花时不多，持之以恒，定可健身（图4-11）。

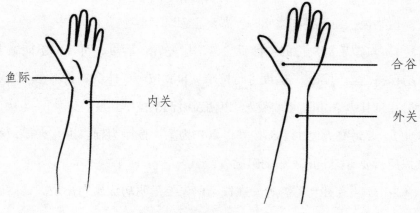

图4-11

拍拍手掌，就能提神醒脑

· · · · · · · · · ·

※ 提神的手保健法

女性朋友在工作和生活时如果感觉到大脑迟钝、精力不集中，那么，就可以把双手手指交叉，扭在一起。或许有的人会把右手拇指放在上面，有的人则会把左手拇指放在上面。哪只手的拇指放在上面，产生的保健效果也是不一样的，因此，某只手拇指在上交叉一会儿后，要换成另一只手拇指在上交叉。在做这个动作时，如果感觉到不舒服，不要停止，这是很正常的现象，原因在于做了平时不怎么做的动作。这样做，会给大脑一种刺激，由此可以增强大脑的功能。

做几次上面的动作，然后，使手指朝向自己，一只手拇指在上，从手指根部把双手交叉在一起，并使双手手腕的内侧尽量紧靠在一起。紧靠一会儿后，换成另一只手拇指在上交叉，这也同样会给大脑以刺激。一般交叉3秒钟左右就要松开，然后再用力地紧靠在一起，反复进行几次。

※ 清脑的手保健法

每个人的手掌中央都存在着有助于增强心脏功能、开发大脑潜力的重要穴位。只要对此进行刺激，大脑的潜力就能得到开发，而喜欢早上赖床或白

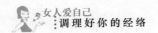
天爱打瞌睡的人，头脑就会变得清醒。那么，怎么来刺激手掌中央的重要穴位呢？方法很简单，只要强烈地拍击双手手掌就行。

一般来说，把双掌合起来拍击时会发出"啪啪"的声音，这个声音通过听觉神经传到大脑，可有效增强大脑功能，使大脑保持清醒的状态。这种锻炼方法很简单，随时随地都可以做。比如，一些女性早上喜欢睡懒觉，想克服这个毛病，就可以把双手向上方伸展，用力地拍击手掌3～5次。然后，把向上方伸展的双手放在胸前，再用力拍击3次。应该注意，手腕要用力伸展，尽量使左右手的中指牢牢地靠拢。这个动作会使头脑的模糊和心中的烦躁完全得到消除，效果很明显。

保持清醒的头脑，是工作和生活的必要条件。而通过拍击手掌，就可以充沛的精力进行学习和工作，并能提高效率。女性朋友们，何乐而不为呢？

手指多锻炼，激活脑细胞

人类智力的发展，首先就表现在指尖上。双手上的经络与大脑有着非常密切的关系，多动手有助于健脑，谚语说"心灵手巧，动指健脑"，说的就是这个意思。

科学研究发现，经常活动手指，能够直接刺激大脑细胞，对身体健康十分有益。国外一位学者指出，对大脑来说，最重要的是活动手指，高效率地活动手指，远比效率不高地死记硬背更能增强大脑的活力。医学专家对手与脑的关系做了多年研究之后指出：如果想培养出智力开阔、头脑聪明的孩子，那就必须经常让他锻炼手指的灵活能力，因为手指的活动可以极大地刺激大脑皮层中的手指运动中枢，继而促进全部智能的提高。

人的大脑细胞约140亿个，随着年龄的增长，脑细胞在逐年减少。人一过20岁，脑细胞就以平均每天10万个的速度死亡，到35岁时就已差不多丧失5亿个左右，到了60岁之后，大脑细胞约减少了1/10。这就是人到中年便感到精力不足，到老年则思维能力、记忆力减退的生理原因。从大脑皮层的"感觉"和"运动"机能方面来说，手指对大脑的刺激在大脑所接收的所有信号中所占的比重最大。因此，经常活动手指来刺激大脑，可以阻止和延缓脑细胞的衰老退化。

有关保健专家认为，中年以后，如能经常做手指运动，将有助于大脑血流通畅，这样既健脑又可预防老年痴呆的发生。

那么，女性朋友应该怎样科学地活动手指呢？可以从以下几方面做起。

❀ **双手并用**

喜欢用右手的女性要多锻炼左手，如用左手提物、关门窗、翻书等。爱用左手的女性应锻炼右手。这样就会比较全面地对大脑的左右脑半球产生刺激，从而使大脑的功能达到平衡的状态。

❀ **训练灵活性**

女性朋友可以经常用指尖从事一些比较精密的活动，比如，可以通过练习小提琴等乐器，或搞一些小制作、小雕塑等来训练手指的灵活性。

❀ **手指的敏感性训练**

皮肤触觉不敏感，就意味着大脑感觉中枢的迟钝。因此，应让手指经常

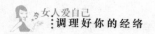

接受冷热等刺激。

❄ 手指的柔韧性训练

这对提高大脑的工作效率有益，如伸屈手指、练习书法、进行美术创作、织毛衣、弹奏乐器等。

除以上几点外，女性朋友还可以通过下面的一套"手指保健操"来训练自己的手指，办公室女性尤其值得练一练。

（1）每天早晨将小指向内折弯，再向后拨，反复做屈伸运动10回。

（2）用拇指及示指抓住小指基部正中，早晚揉捏刺激这个穴位10次。

（3）将小指按压在桌面上，反复用手或其他物品对它进行刺激。两手十指交叉，用力相握，然后突然猛力拉开，给予肌肉必要的刺激。

（4）刺激手心，每次捏掐20次，既有助于血液循环，又对安定自律神经有效。

（5）经常揉搓中指尖端，每次3分钟，这对大脑的血液运行很有好处。

上述方法可以交替使用，每天选用2～3种。同时，要尽量利用各种机会活动手指，如当乘车紧握栏杆或用手紧紧抓住吊环时，利用车子震动得一紧一松来刺激手掌；在闲坐时用手指不停拍击椅子把手，等等。只要是能活动手指或刺激手掌的方法都不妨一试。

脚心是人体的保健中心

·········

搓脚心有益于活血通络、强体健身。由于脚心穴位病理在人体上反射较多，如左脚掌心穴位病理反应腹腔神经丛、肾上腺、肾脏、心脏、脾脏、胃、十二指肠等；右脚掌心穴位病理反应腹腔神经丛、胆囊、肾上腺、肾脏、肝脏、胃等。因此，常搓脚心对于祛病健身有较好的保健疗效。

此外，搓脚心最重要的一点还在于人体最关键的穴位之一——涌泉穴。涌泉穴属足少阴肾经，位置在蜷足趾时呈凹陷处的部位（图4-12），常搓涌泉穴可治疗头顶痛、痫病、疝气、昏厥等症。每天坚持搓脚心一两次，持之以恒，能起到补脑益肾、益智安神、活血通络的疗效，可以防治健忘、失眠、消化不良、食欲减退、腹胀、便秘和其他心、肝、脾、胆等脏器病症。

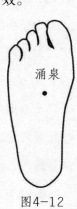

涌泉

图4-12

搓脚心有以下几种方法：

（1）干搓。左手握住左脚背前部，用右手沿脚心上下搓100次，达到脚心发热；再用右手握住右脚踝，用左手沿脚心上下搓100次，搓的力度大小要以自己舒适为宜。

（2）湿搓。把脚放在温水盆中，泡到脚发红，再按第一种办法搓。

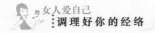
（3）酒搓。倒半两左右白酒于杯中，按第一种办法操作，只是搓脚的手要蘸一点白酒，酒搓干了再蘸一下，按第一种办法两脚心各搓100次。

勤动脚和腿，足部经络更畅通

……………

❀ 步行是法宝——"天天千步走，药铺不用找"

古人有这样的健康谚语："竹从叶上枯，人从脚上老，天天千步走，药铺不用找。"说明人要想健康长寿，必须勤于动脚、动腿，要经常活动，使足部的经络畅通。步行的好处下文我们会做详细的介绍。

❀ 天天按摩脚——"摩热脚心能健足"

《八股杂锦歌》讲"摩热脚心能健足"。中医经络学指出，脚心是肾经涌泉穴的部位，手心是心包经劳宫穴的部位，经常用手掌摩擦脚心，有健肾、理气、益智的功效。

按摩方法：晚上，热水浴脚后，用左手握住左脚趾，用右手心搓左脚心，来回搓100次，然后再换右脚搓之。

❀ 常做下肢操——保持足腿部经络的畅通

下肢操的准备姿势是：身体直立，两脚分开比肩稍宽，两手叉腰，两眼平视正前方。动作是：

（1）旋脚运动。右脚向前抬起，脚尖由里向外（顺时针）旋转16圈，再由外向里（逆时针）旋转16圈；然后再换脚做同样动作。

（2）转膝运动。上体前屈，两手扶膝，两膝弯曲，先两膝同时按顺时针方向旋转16次，再按逆时针方向旋转16次；两膝分别同时由外向里转16次，再分别由里向外转16次。

（3）踢蹬运动。两脚交替向前踢脚各16次，踢时脚趾下抠；两脚交替向前蹬脚各16次，蹬时脚跟突出。

（4）踢腿运动。两腿交替向前高踢腿各16次；两腿后踢，后脚跟踢至臀部，各踢16次。

（5）下蹲运动。两脚跟离地，松腰屈膝下蹲，蹲时上下颤动8次，慢慢起立，脚跟落地。如此，反复做5次。

（6）压腿运动。右腿屈膝成骑马式，手扶同侧膝，虎口向下，上身向右前方前俯深屈，臀部向左摆出，眼看左足尖，左手用力按压左膝4次。然后臀部向右摆出，眼看右足尖，右手用力按压右膝4次。左右交替各做4次。

（7）跳跃运动。原地上下跳跃，共跳16次。跳动时，上肢可随之上下摆动，上至头高，下至小腹，手指并拢呈单掌。

洗脚养生，洗洗更健康

脚是人体之"根"，因为连接人体五脏六腑的12条经脉，有一半以上起止于它；脚上有多达66个穴位，并有许多与人体内脏、器官相连接的反射区。脚部是人体健康的全信息缩影，从脚部的各个部位可以检测出人体之疾病来，同样也可以刺激脚部的穴位以达到减轻或治疗疾病的效果，这就是洗脚养生的基本含义。一般人的衰老，都从脚部开始，就像俗话所说的："树老根先竭，人老足先衰。"

由此可知，脚与人之躯体紧密相连，脚的健康与人体健康、脚的保健与人体保健，有着密切的关系。

洗脚养生由来已久，乃广泛流传的养生方法之一。洗脚对人有很多好处，经常洗脚，自然会摩擦脚上的穴位，这不仅能保持足部清洁，防止足癣等皮肤疾患，还可舒经活络，改善血液循环，活泼末梢神经，调节植物神经和内分泌系统，有益大脑细胞增生，对不少疾病有辅助治疗作用。用热水洗脚的好处更多，冬天用热水洗脚，可预防和控制冻疮；夏天用热水洗脚，会使人感到全身舒畅，暑气大消；长途行走和剧烈运动、劳动之后，用热水洗脚能减少局部乳酸的聚集，有助于消除疲劳，防止肢体关节酸痛麻木；睡前洗脚可以改善血液循环，防止睡时抽筋，还能助人入睡；高血压患者用热水洗脚可以降血压。故昔人有"春天洗脚，升阳固托；夏天洗脚，湿邪乃除；秋天洗脚，肺腑润育；冬天洗脚，丹田暖和"的说法。

下面为女性朋友介绍通过洗脚治疗疾病的方法数则，供大家参考。

❋ 高血压

（1）钩藤20克，剪碎，加少量冰片，用布包好，每日晨起和晚睡前放入盆（或桶）内，加温水泡脚，每次30～45分钟，可不断加水，以保持水温，每天一包，10天为一个疗程。

（2）夏枯草30克，钩藤20克，桑叶15克，菊花20克，煎水洗脚，每日1～2次，每次10～15分钟。

※ 失眠

磁石30克，夜交藤、黄芩、菊花各15克，煎水洗泡双脚，每晚睡前一次，每次20～30分钟，洗后入睡并保持卧室安静。

※ 腿疼

红花、牛膝、络石藤、虎杖、签草、延胡索各30克，川椒10克，煎水洗泡腿和脚，每日2次，每次约半小时。

※ 脚踝关节炎

透骨草、寻骨风、白毛藤各30克，独活15克，乳香、没药、血竭各10克，老鹳草、黄蒿各20克，加水煎液熏洗双脚，每日2次，每次半小时，每剂药可适用3～5天，用时需重新加热。

※ 急性结膜炎

取菊花60克，煎水洗脚，每天1～3次，每次15～30分钟。

※ 感冒

50℃热水适量倒入塑料桶，放入双脚和小腿泡洗，水凉时再加热水保持温度，洗至头部、面部微汗时为止。

※ 痛经

益母草、乳香、没药、香附、夏枯草各20克，加水煎成2000毫升药液泡洗双脚，每日早晚各1次，每次20～30分钟。

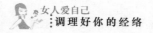

❋ 胎位不正

白术、黄芩、茯苓各20克，加水煎成2500毫升药液浸泡双脚，每日2次，每次30分钟。

❋ 足癣

取蛇舌草、蛇床子、白藓皮各30克，黄芩、泽泻各15克，水煎后，趁热浸洗，每次50分钟。夏季用此法最佳。

❋ 足跟痛及足腕踝关节炎

寻骨风、透骨草、白毛藤各30克，独活15克，乳香、没药、血竭各10克，老鹳草、黄蒿各20克，水煎滤液，趁热洗双足，每日2次。

此外，应当注意的是，养生洗脚法比平时洗脚要多些时间。

首先，在洗脚前最好先练习一下踝部运动和脚趾运动，目的是促进一下血液循环。

❋ 踝部运动

（1）上下运动。伸出左腿，脚尖用力上跷，足跟外突，用内力把筋骨伸直、伸长（开始时不可用力太大，在适应的基础上逐渐用力）。然后脚趾向下用力，足跟内收。这样一上一下为1次。

左脚运动完了，换右脚做同样的动作。

（2）从左向右转动5次。伸出左脚，以踝关节为轴，脚趾用力向上→向左→向下→向右转动为1次。

左脚转动完了，换右脚做同样的动作。

（3）从右向左转动5次。动作同上，方向相反。

❀ 脚趾运动

（1）上下运动5次。两脚脚尖用力向上跷，然后再用力向内勾为1次（单脚练习或两脚练习均可）。

（2）从左向右转动5次。两脚脚趾用力向上跷→向左→向下内勾→向右上翘转动为1次。

（3）从右向左转动5次。动作同上，方向相反。

最后要说的是，对于没有时间精心洗脚的人来说，可以掌握一些简易方法。

第一步：把双脚泡于水中，用香皂简单洗一洗，达到清洁作用。

第二步：再用手指把脚的表面整体搓一搓，揉一揉。

第三步：脚趾部位为重点部位，可搓、揉、拽，用力要适中。

至关重要的足部九大穴道

· · · · · · · · ·

我们在上文已经说到过，足部的穴位有66个之多，这其中除了我们曾多次提到的涌泉穴以外，以下九大穴道也是非常重要的。

❀ 申脉穴（图4-13）

取穴方法：取穴时，可采用仰卧或正坐的姿势，申脉穴位于人体的足外侧部位，脚外踝中央下端1厘米的凹陷处。

主治疾病：头痛、眩晕、癫痫、腰腿酸痛、目赤肿痛、失眠、怕冷症（怯寒症）等。此穴位为人体足太阳膀胱经上的重要穴位之一。

❀ 大敦穴（图4-14）

取穴方法：取穴时，可采用正坐或仰卧的姿势，大敦穴位于足大拇指（靠第二趾一侧）甲根边缘约2毫米处。

主治疾病：目眩、腹痛、肌肋痛、冷感症。除此之外，自古以来，它亦被视为镇静及恢复神智的要穴。此穴位为人体足厥阴肝经上的主要穴位之一。

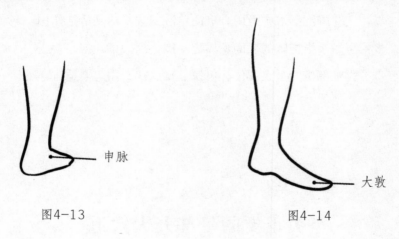

图4-13   图4-14

❀ 丘墟穴（图6-15）

取穴方法：取穴时，可采用仰卧的姿势，丘墟穴位于足外踝的前下方，趾长伸肌腱的外侧凹陷处。

主要疗效：可以使头脑清晰、情绪稳定，提高心理承受力。此穴为人体足少阳胆经上的主要穴位。

❈ **太冲穴**（图4-16）

取穴方法：取穴时，可采用正坐或仰卧的姿势，太冲穴位于足背侧，第一、二趾跖骨连接部之间的凹陷处。

主治疾病：肝脏病、牙痛、眼病、消化系统疾病、呼吸系统疾病、生殖系统疾病。此穴位为人体足厥阴肝经上的重要穴位之一。

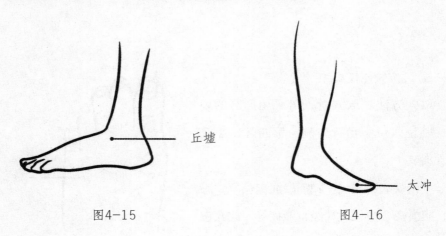

图4-15　　　　　　　　　　　　　　　　　图4-16

❈ **昆仑穴**（图4-17）

取穴方法：昆仑穴位于人体的脚踝外侧，在外踝顶点与脚跟相连线的中央点（或足外踝后方，外踝尖与跟腱之间的凹陷处）。

主治疾病：头痛、腰痛、高血压、眼疾、怕冷症、腹气上逆、肠结石、下痢等。此穴位为人体足太阳膀胱经上的主要穴位之一。

❈ **太白穴**（图4-18）

取穴方法：取穴时，可采用仰卧或正坐、平放足底的姿势，太白穴位于足内侧缘，第一跖骨小头后下方凹陷处。

主治疾病：胃痛、腹胀、吐泻、痢疾等。此穴位为人体足太阴脾经上的重要穴位之一。

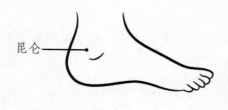

昆仑

图4-17

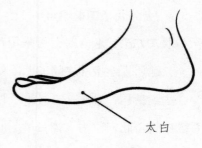

太白

图4-18

❋ 临泣穴（图4-19）

取穴方法：取穴时，可采用仰卧的姿势，临泣穴位于足背外侧，第四趾、小趾跖骨夹缝中。

主治疾病：头痛、腰痛、肌肉痉挛、眼疾、胆囊炎、中风、神经官能症等。此穴位为人体足少阳胆经上的主要穴位之一。

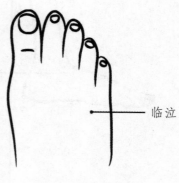

临泣

图4-19

❋ 行间穴（图4-20）

取穴方法：取穴时，可采用正坐或仰卧的姿势，行间穴位于人体的足背侧，足大拇指、二趾合缝后方赤白肉分界处凹陷中，稍微靠大拇指边缘。

主治病症：宿醉不适、眼部疾病、腿抽筋、夜尿症、肝脏疾病、腹气上逆、肋间神经痛、月经过多、黏膜炎等。此穴位为人体足厥阴肝经上的主要穴位之一。

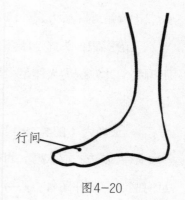

行间

图4-20

❋ **太溪穴**（图4-21）

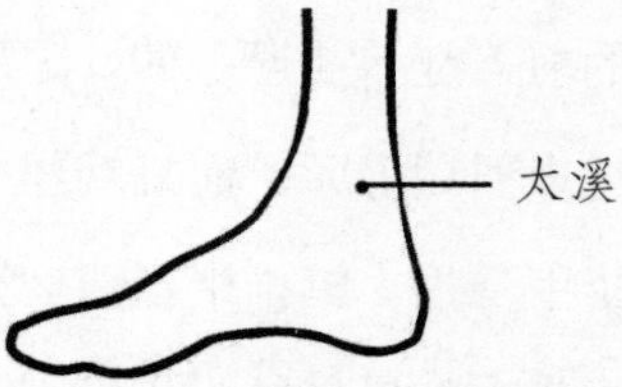

取穴方法：取穴时，可采用正坐、平放足底或仰卧的姿势，太溪穴位于足内侧，内踝后方与脚跟骨筋腱之间的凹陷处。

太溪

图4-21

主治病症：肾脏病、牙痛、喉咙肿痛、气喘、支气管炎、手脚冰凉、女性生理不顺、关节炎、精力不济、手脚无力、风湿痛等。此穴位为人体足少阴肾经上的主要穴道之一。

疏通经络，美化你的玉足

童话故事《灰姑娘》中关于水晶鞋的描述动人心扉，当灰姑娘的纤纤玉足落在一双漂亮的水晶鞋里时，她该是怎样的一种甜蜜心情啊！

毋庸置疑，一双玉足是女人最性感的地方之一，而经过细心护理和修饰的双足不论穿上何种高跟鞋，都会风情万种。

花30分钟，通过疏通经络的方法来美化你的双足，就可以把粗硬的脚跟死皮、受损变厚的脚指甲通通变不见。以下的步骤只要每星期执行一次，就可以让你拥有柔嫩纤细的玉足。

❋ **把趾甲修剪成方形**

脚指甲的形状以方形最为恰当，把它们修成椭圆形或尖形，可能会造成趾甲生长方向错误而嵌入肉里。只能用指甲刀修剪脚指甲，千万别拿不合适的剪刀乱剪一通。剪好之后再用锉刀轻轻磨光，记得要顺着同一个方向，避免来回用力磨，而且动作要慢，平均一分钟磨一个脚指甲。太用力容易使脚指甲受损。脚指甲不要剪得太短，最好比脚指肉多一厘米，这样才能保护脚指尖。如果你的脚指甲因为穿鞋而略有损伤，涂上一层护甲油可以让它恢复光滑平整。

❀ 泡脚

将脚洗干净后，准备一盆刚刚能没过脚面的热水，几分钟后，脚适应了水的温度，可以继续加水，加到可以没过踝关节处，水温宜保持在60℃左右。水中可放入有松弛肌肉、滋润皮肤功效的浴盐。若加入香薰油，不仅可以除臭，还能够解乏或去肿。整个浸泡时间不少于30分钟。泡脚对脑力劳动者或有失眠症的女性有很大帮助，其奥妙在于通过热水刺激脚部神经末梢，降低大脑的兴奋度，使整个身心松弛下来，起到镇静、催眠的作用。关于洗脚的详细情况，我们在后面的章节中还会做详细介绍。

❀ 磨脚

适合磨脚的工具，坊间有极细致的研磨砂布所做成的锉子或者磨脚石。只要用一点时间和很轻的力道，以划圈圈的动作把脚跟、脚底、大脚趾下面这些容易长硬茧的部位稍微磨一下就可以了。这个步骤一星期做一次就好，否则皮肤会把这种磨的机械动作视为外力入侵，反而长出一层更厚的皮与之对抗。

❀ 按脚

有空闲时间时，可不时用手指强烈按压脚后跟，直至产生痛感为止。此法不仅有利于脚部血液循环，还可以有效防止因久坐形成的驼背。道理很简单，脊背弯曲起因于支撑内脏重量的脊椎两侧肌肉衰弱，而两侧肌肉通过膀胱经与脚后跟相连，故刺激脚后跟能使两侧肌肉力量强健，进而使背部重新挺拔起来。

❋ 去掉硬化的表皮

脚上的皮肤最好不要乱剪，免得造成感染。你可以先涂上软化皮肤的保养品，再用棉花棒把硬化的表皮轻轻搓掉。如果表皮真的太厚了，就用剪表皮专用的剪刀把它剪掉。

❋ 注重脚部皮肤保湿

脚的皮脂腺不太发达，足弓部分甚至完全没有皮脂腺分布，因此脚的皮肤向来很干。常用去污效果太强的香皂和矿物质成分太高的水，容易造成角质层干燥脱皮龟裂。所以选择脚部保养品也是一门非常重要的功课。

❋ 裸脚

在家中脱掉鞋袜赤脚行走，至少可以获得以下几点好处：一是赤脚行走可锻炼脚心不着地的"部分"，而这"部分"又是人体平衡的重要支撑点，假如人体平衡功能不强，体内各部位负担不一，就会招致健康质量下降等情况。调查资料表明，凡是健康长寿的人都有脚心不着地的"部分"，形状好又很结实。二是打赤脚可使5个脚趾保持一定间隔进行自由运动，而不是像穿上鞋袜那样紧紧贴在一起。医学专家认为足大拇指与第二趾之间的空隙尤其重要，正是因为这两个脚趾协调地运动，才使人的行走姿势健美而自然，故赤脚锻炼不仅养生，而且会健美形体，爱美的女性不妨多做。

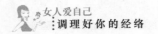

足部按摩的注意事项

· · · · · · · · ·

足部按摩的操作要求有4点：准确的定位、正确的姿势、适当的力度和足够的时间。

❄ 准确的定位

这是足部按摩取得满意疗效的首要条件，要求操作者熟练掌握足部各个反射区的位置，以及确定位置的体表标志和方法。

❄ 正确的姿势

如果是为他人按摩，受术者取坐位或半卧位，操作者与受术者相对而坐，把受术者的脚放在身前的小凳上或自己的膝上。操作时还应注意施力手和辅助手的相对姿势，以方便施力治疗。

❄ 适当的力度

按摩要有一定的力度。如果力度过小，则起不到治疗作用；如果力度过大，则会使受术者产生剧烈疼痛，也没有必要。力度大并不等于疗效好，更不等于舒适。

❋ 足够的时间

根据身体体质或者相应的病症，选择相应的按摩时间，以保证足够的刺激量。

足部按摩的注意事项则有以下几点：

（1）操作时要保持室温，不可有风直吹足部，按摩结束后注意足部保温，不要用冷水洗脚。

（2）操作结束半小时内，需饮用温开水300～500毫升。患有严重心肾疾病的病人饮水量要适当减少。

（3）按摩时应避开触碰骨骼突起部位，以免损伤骨膜。老年女性的骨质变脆、关节僵硬，女孩子皮薄肉嫩，治疗时均不可用力过大。

（4）淋巴、脊椎和尾骨等反射区，一定要朝心脏方向按摩，以利于促进血液和淋巴循环。

（5）在服药期间采用足部按摩疗法时，若所服用的是镇静剂，一般应停服，其他的药物应遵医嘱。

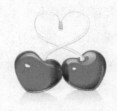

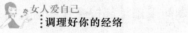

女人爱自己
调理好你的经络

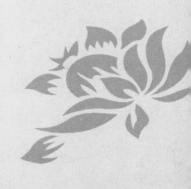

第五章
疏通经络，让女人远离亚健康

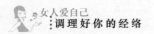

亚健康，现代人的疲劳困扰

· · · · · · · · ·

亚健康这个词对于现代人来说，是极为熟悉的一个词。按照科学的说法，亚健康是"介于健康与疾病之间的一种生理功能低下的状态"，实际上就是我们常说的"慢性疲劳综合征"。因为其表现复杂多样，现在国际上还没有一个具体的标准化诊断参数。亚健康状态是很多疾病的前期征兆，如肝炎、心脑血管疾病、代谢性疾病，等等。亚健康人群普遍存在"六高一低"，即高负荷（心理和体力）、高血压、高血脂、高血糖、高血黏度、高体重、免疫功能低。

深究之，亚健康其实是个大概念，包含着前后衔接的几个阶段。其中，最轻的称作"轻度心身失调"，它常以疲劳、失眠、胃口差、情绪不稳定等为主症，但是这些失调容易恢复，恢复了则与健康人并无不同。它占亚健康人群的25%～28%。

这种失调若持续发展，可进入"潜临床"状态，此时，已呈现出发展成某些疾病的高危倾向，潜伏着向某病发展的高度可能。在亚健康人群中，处于这类状态的超过1／3，且在40岁以上的人群中比例陡增。他们的表现错综复杂，可为慢性疲劳或持续的心身失调，包括前述的各种症状持续2个月以上，且常伴有慢性咽痛、反复感冒、精力不支等。也有专家将其表现归纳为

3种减退——活力减退、反应能力减退和适应能力减退。从临床检测来看，城市里的这类群体比较集中地表现为"三高一低"倾向，即存在着接近临界水平的高血脂、高血糖、高血黏度和免疫功能偏低。

另有约10%的人介于潜临床和疾病之间的状态，可称作"潜临床"状态。其指已经有了病变，但症状还不明显或还没引起足够重视，或未求诊断，或即便医生做了检查，一时也尚未查出。严格地说，最后一类已不属于亚健康，而是有病的不健康状态，只是有待于明确诊断而已。因此，扣除这部分人群，也有不少研究者认为亚健康者约占人口的60%。

国内外大量医学研究表明，现代社会符合健康标准者也不过占人群总数的15%左右。有趣的是，人群中已被确诊为患病，属于不健康状态的也占15%左右。如果把健康和疾病看作是生命过程的两端的话，那么它就像一个两头尖的橄榄，中间凸出的一大块，正是处于健康与疾病两者之间的过渡状态——亚健康。

调查显示，女性患亚健康的比率要比男性高！

永远忙不完的工作、复杂的人际关系、令人烦恼的婚姻生活、繁琐的家务……面对生活，许多现代女性最深的感受是"活得好累"！不仅心累，身体也疲劳乏力、反应迟钝、活力降低，对什么事都提不起精神，常常感觉焦虑、烦乱、无聊和无助，到医院里检查，却什么毛病也没有。

正如疾病有不同种类和症状一样，亚健康状态也多种多样。目前，医学界对亚健康状态尚未达成共识，临床上也没有一定的标准。但有专家提出，在排除疾病之后，在以下30个项目中，具有6项者即可初步认定处于亚健康状态。

这30个项目是：精神紧张，焦虑不安；孤独自卑，忧郁苦闷；注意力分散，思考肤浅；容易激动，无事自烦；记忆减退，熟人忘名；兴趣变淡，欲望骤减；懒于交往，情绪低落；易感乏力，眼易疲倦；精力下降，动作迟

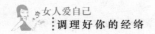
缓；头昏脑涨，不易复原；久站头昏，眼花目眩；肢体酥软，力不从心；体重减轻，体虚力弱；不易入眠，多梦易醒；晨不愿起，昼常打盹；局部麻木，手脚易冷；掌腋多汗，舌燥口干；自感低烧，夜有盗汗；腰酸背痛，此起彼伏；舌生白苔，口臭自生；口舌溃疡，反复发生；味觉不灵，食欲不振；发酸嗳气，消化不良；便稀便秘，腹部饱胀；易患感冒，唇起疱疹；鼻塞流涕，咽喉疼痛；憋气气急，呼吸紧迫；胸痛胸闷，心区压感；心悸心慌，心律不整；耳鸣耳背，易晕车船。

你是这样的女人吗？你在遭受亚健康的困扰吗？如果是，让你自身的经络来帮助你摆脱烦恼吧！

亚健康防治常用穴位

·········

❋ 百会穴

按摩此穴可预防过量饮食、便秘。左右两耳尖向上升，在头部连接后与头顶正中线交叉的那个点，即是百会穴。它可以起到安定神经、预防饮食过量的作用（图5-1）。

百会

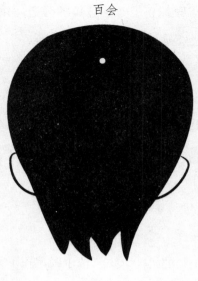

图5-1

※ 攒竹穴

按摩此穴可缓解眼睛的疲劳和浮肿。眉头下方凹陷之处即是攒竹穴。眼睛疲劳以及头痛，都会引起眼部四周的浮肿。此穴位可以缓解不适。

※ 太阳穴

按摩此穴可消除眼睛疲劳、浮肿。眼睛与眉毛间的侧面，向后约一横指处，快接近发际处即是太阳穴。此穴位可促进新陈代谢（图5-2）。

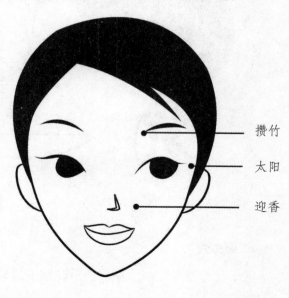

攒竹

太阳

迎香

※ 迎香穴

按摩迎香穴可减轻肩膀

图5-2

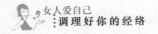
酸痛及鼻塞。此穴位于眼球正下方，鼻翼的旁边。按摩此穴位不仅可以消除眼部浮肿、预防肌肤松弛，还能减轻肩膀酸痛。

❋ 承泣穴

按摩此穴可防止眼袋松弛。承泣穴位于眼球正下方，约在眼廓骨附近。由于有胃下垂的人眼袋容易松弛，所以此穴能提高胃部机能，从而防止眼袋松弛。

❋ 球后穴

按摩此穴可提高小肠的机能。该穴位于眼尾正下方，脸颊头下处，能调整小肠机能，有助于营养的吸收，增强食欲（图5-3）。

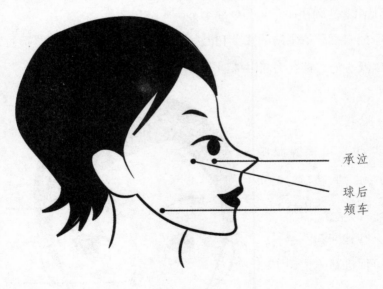

承泣

球后
颊车

图5-3

❋ 颊车穴

颊车穴可消除脸颊的浮肿。沿脸部下颌轮廓向上滑，就可发现一凹陷处，即为此穴位。按摩它可以有效减轻因摄取过多的糖分所造成的肥胖。

❋ **地仓穴**

按摩地仓穴可抑制食欲。嘴角旁约0.5厘米处即是此穴。胃部如果持续处于高温状态，就会使食欲过旺，所以此穴的功能是降低胃温、抑制食欲。

❋ **承浆穴**

承浆穴可消除胸部浮肿。下唇与下巴颏的正中间凹陷处即是此穴。它能控制激素的分泌，保持肌肤的张力，预防脸部松弛。

❋ **天突穴**

天突穴可促进水分的排出。此穴位于喉部斜下方肌肤的内侧。它能刺激甲状腺，促进新陈代谢，去除脸部多余的水分（图5-4）。

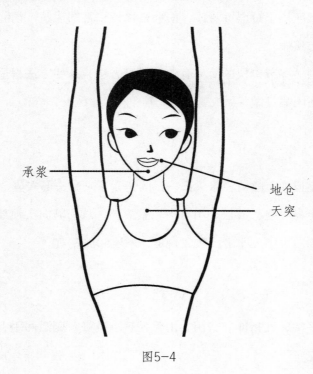

承浆　　　　　　　　　　　　　地仓

天突

图5-4

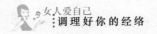

常做"小动作"，远离亚健康

·········

患有亚健康的女人，很多都是长时间在案头忙碌。她们用电脑办公、交流、娱乐、购物……缺少足够的运动，所以很容易患上肥胖、心脑血管病、糖尿病、骨质疏松等疾病，而这些疾病产生的原因多是经络出了问题。所以，女性朋友应当坚持锻炼身体，使经络保持正常的运转，消除疲劳，远离亚健康，预防疾病。

下面介绍一些节奏快的简易有效的健身方法，这些方法很适合工作繁忙的女性朋友在闲暇时做一做。

❋ 敲头

每天早晨或晚上睡前轻敲头部，目的是为了刺激头部穴位。

做法：全身直立，放松。用手指轻敲头部，从前额向头顶部两侧叩击，再从头部两侧向头中央叩击。次数自定，一般50次左右。

❋ 击掌

两手前平举，五指伸开，用力击掌，越响越好。刺激两手上相应穴位，一般在20次左右。

❋ 搓手

取习惯体位，心静神凝，耳不旁听，目不远视，意守肚脐，两手合掌，由慢到快搓热。

❋ 搓面

把搓热的手平放在面部，两手中指分别由前沿鼻两侧向下至鼻翼两旁，反复揉搓，直到面部发热为止。然后闭目，用双手指尖按摩眼部及周围。

❋ 搓耳

耳廓上有很多穴位。用两手示指、中指、无名指三指，前后搓擦耳廓。次数视个人情况而定，一般以20次左右为度。

❋ 搓颈

用两手示指、无名指反复按摩头颈相接处的风池、风府穴，力量由轻到重，直到局部发热。

❋ 腹式深呼吸

直立，两手叉腰，先腹部吸气。停顿片刻，慢慢呼气，直到吐完为止，再深深吸一口气，反复十余次。

❋ 弯腰

双脚自然分开，双手叉腰，先左右侧弯数次，再前后俯仰数次，然后两臂左右扩胸数次。次数自定。

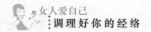
❋ 散步

尽量多给自己安排一些散步的时间，轻松、从容地踱步，把一切琐事暂时抛开，以解疲劳、益智神。散步宜循序渐进，量力而行，做到形劳而不倦。持之以恒，久行之能振奋精神，兴奋大脑，使下肢矫健有力。

❋ 转动眼球

运动是要注意细节的，包括运动到你的眼睛。白天我们要盯着电脑工作，晚上呢，则盯着电视机。你的眼睛得到运动了吗？为了避免眼睛过于疲劳，给你的眼睛10分钟的运动机会吧。在电视剧播广告时，转动一下眼球，以松弛眼肌和缓解视力的疲劳。

指压穴道，疲劳一扫光

过度地工作或运动，会出现组织、器官，甚至整个人体工作能力暂时下降的现象，这就是疲劳。疲劳是一种生理现象，大部分人经过休息就可以消除，但有些人则要持续一段时间才能消除。指压穴道按摩能促进大脑皮层兴奋与抑制的转换，调节神经的功能，还可以促进血液循环，加强局部血液供应，帮助消除疲劳。

指压穴道疗法是用手指按压人体穴位来刺激经络、脏腑，达到防治疾病目的的一种传统又简便的外治方法。当你腹痛时，便会下意识地用手来抚摸或按压腹部，这正是缓解病痛的手法之一。

　　手是最原始的医疗工具。手既可以用来抚摩体表局部，也可以揉按某些特定部位（穴位）。用手按压某些特定穴道可以治疗一些疾病或缓解一下病痛，例如头痛时用手指按压头部两侧（即太阳穴）或眉毛中点稍上部（即阳白穴）能缓解疼痛；呕吐时用手指按压上腹部（即上脘穴）或两前臂内侧中央距手腕约两横指宽处（即内关穴）能止住呕吐；牙痛时用手指按压患侧下颌角前咬肌隆起处（即颊车穴）或两手背虎口稍上方处（即合谷穴）能使牙痛停止发作等，这样的例子相当多。人们通过这样长期反复的实践，终于有了用手指按压体表某些特定部位来缓解病痛的经验，最终形成了指压穴道疗法（图5-5）。

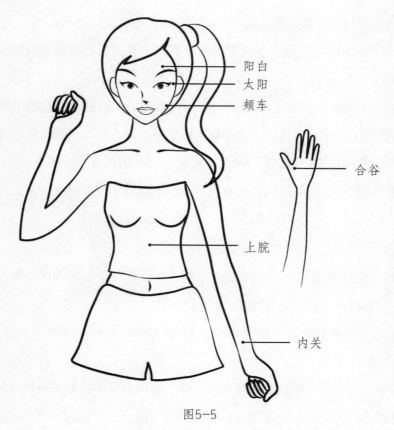

阳白
太阳
颊车
合谷
上脘
内关

图5-5

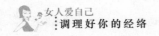
指压穴道疗法与其他疗法相比，无针药之苦，无不良反应，方便快捷，经济实用，好学易懂，适应证广，疗效显著。

不仅如此，指压穴道还是一种简单易行的缓解疲劳的方法，经常进行指压疗法能使女性尤其是白领女性的精力很快得到恢复。

以下几招，女性朋友有时间的话不妨多做。

❀ 眼部疲劳指压法

书、电视、电脑、游戏机……在资讯无限发达的现代，眼睛都看不过来了，很多女性经常有眼疲劳的症状，学习简单的眼部自我保健按摩手法可以放松眼睛。

（1）拇指或多指揉眼周肌肉，由内向外3～5次。

（2）提上睑肌：拇指在眉下，示、中指在眉上，自眉头至眉尾相对提捻3～5次。

（3）点按眼周穴位：睛明（两侧内眼角稍上凹陷处）、鱼腰（瞳孔直上，两侧眉毛中）、丝竹空（两侧眉毛凹陷处）、太阳（两侧眉梢与外眼角连线处向后一横指凹陷处）、阳白（前额部两侧瞳孔直上，眉上1寸）、印堂（额部两眉头中间）、四白（瞳孔直下，下眼眶中间凹陷处），每穴点按1分钟。

（4）示、中、无名指并拢轻轻按压眼球，以酸胀感为宜。

（5）点按风池穴（后颈部枕骨之下，胸锁乳突肌与斜方肌上端之间凹陷处）约1分钟，双手拇指横擦后枕部半分钟。

（6）点按合谷穴（大拇指与示指之间虎口处）1分钟（图5-6）。

另外，每隔45分钟就要休息双眼，除了简单的眼部按摩，还可以紧闭双眼后再努力睁大双眼，交替进行3～4次。

❋ 穴道按揉止瞌睡

在工作和学习中，当你出现打瞌睡的现象时，可反复揉压中指尖正中处的中冲穴，左右手交替按揉，当双手穴位经按揉出现痛感时，便可逐渐摆脱瞌睡的纠缠。另一种方法是：当昏昏欲睡时，用中指叩打左右眉毛中间处，连叩2～3分钟，也有上述效果，还可消除眼睛疲劳。

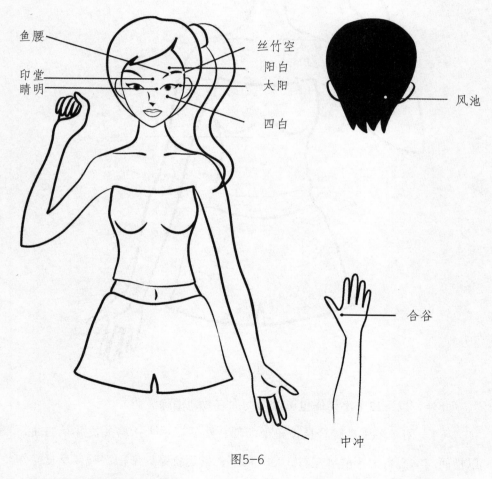

图5-6

❋ 指压缓解全身疲劳

首先指压位于心窝下的鸠尾穴30次，能补充短暂性体力消耗（图5-7）。

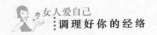

其次是指压两肩中央的肩井穴，指压时缓缓用力按压10秒钟，间隔5秒钟再按压10秒钟，反复3次，能治疗因疲劳而产生的肩部酸痛。

最后屈示指，用示指的指间关节分别点按足底心涌泉穴10次，能让你精神振奋。

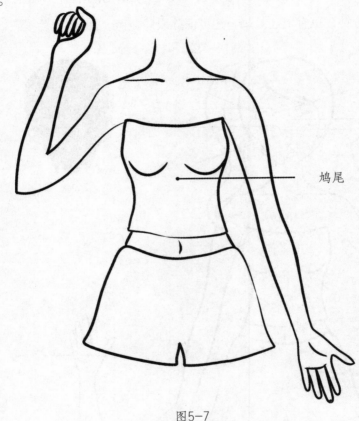

鸠尾

图5-7

此外，以下12个小动作也可以帮助你有效地消除疲劳。

（1）用双手手掌轻轻抚按整个面部，然后双手十指略并拢并稍屈曲，以指面与掌心着力于前额左右，自上而下，推运抚摩，形似洗脸，反复操作2分钟。

（2）双手十指分开微屈，十指指腹着力，自两侧颞部开始以小幅度按揉头皮，逐步移动至整个头皮，反复操作2分钟。

（3）用双手拇指指腹按揉太阳穴半分钟。再把两手掌心置于两侧耳后，用双手中指指腹按揉风池穴1分钟。

（4）双手拇指指腹置于两侧肩后部，其余四指放在肩前，双手拿捏两侧肩部，从颈肩交接处至肩峰往返移动至背部，反复操作1分钟，然后提拿肩井穴5次。

（5）双手从胸骨柄开始沿肋骨向两侧推抹至腋中线，自上而下移动至剑突处结束；拇指沿肋间隙向外分推至腋中线，依次自上而下分推至第五肋间止。反复操作5次。需要注意的是：应避开双乳。

（6）用一手的掌根沿督脉，自大椎穴推擦至腰阳关穴止，重复操作10次。然后用双手掌根从大杼穴开始，沿足太阳膀胱经第一侧线向下推擦至膀胱俞穴止，重复操作10次。再从附分穴开始，沿膀胱经第二侧线向下推擦至腰眼穴止，重复操作10次（图5-8）。

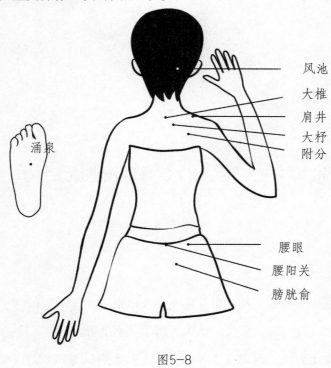

风池
大椎
肩井
大杼
附分

涌泉

腰眼
腰阳关
膀胱俞

图5-8

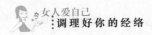
（7）以一手握住受术者的腕部，另一手从肩峰向下沿手臂外侧摩擦至腕部，再从腋下向下沿手臂内侧摩擦至腕部，反复操作2分钟。

（8）以一手扶住受术者的腕部，另一手拇指指腹和其余四指指腹从外侧沿手三阳经循行线路依次捏拿至腕部，再从腋下沿手三阴经循行线依次捏拿至腕部，反复操作2分钟。

（9）以双手掌面夹住受术者上臂，做相反方向的快速搓动，从腋下至手腕部往返移动1分钟。

（10）双掌叠加按揉一侧臀部和大腿后侧，反复操作2分钟。

（11）以双手拇指指腹和其余四指指腹分置于大、小腿内侧，相对用力，上下捏揉大、小腿后部2分钟。

（12）双手十指相对靠拢，指间分开，手腕放松，双前臂做主动的旋转运动，用小指侧节律性地叩击上臂、前臂、臀部、大腿和小腿后部，反复操作2分钟。

按摩胸、腹、背，激发健康活力

·········

❀ 胸部按摩

针对问题：小叶增生及乳房发育不良或松弛等。

主要功效：改善胸部形状，预防乳房小叶增生等。

由于工作压力大、运动量少等原因，乳腺疾病成为如今都市女性的头号大敌，如小叶增生、乳腺炎等。但是对于胸部按摩，许多女性只是把它视为单纯的丰胸方法，这是非常片面的看法。乳房是性激素的靶器官，乳腺的生理、病理都和性激素的分泌有密切联系。定期对胸部进行正确的经络按摩，既可以保健养生、舒缓压力、宣泄郁闷，又可以美化乳房，这种物理疗法特别适合于如今工作压力大的白领女性，这也是越来越多的女性喜欢这种物理性美胸的原因。

乳房发病与冲任二脉、肝肾两经功能失调有直接的关系。中医有"冲为血海""任主胞胎"之说，冲任盛则上行为乳，下络胞宫。大多数女性由于冲任虚衰，不能充养胞宫，临床上出现腰膝酸软、经量减少、经行淋漓不尽、经期紊乱的症状。同时乳房会出现肿块，产生乳腺疾病。通过点穴按摩，疏通乳络、梳理腺管，可以提高卵泡期的雌激素水平，纠正和调节雌激素和孕激素的比例，从而对乳腺疾病的康复有积极的治疗和预防作用。

胸部按摩大致有两大主要手法：一是用中指指腹由内向外按揉各肋间间隙，重点在乳根、中府、云门、屋翳、期门等穴位（图5-9）。二是坚持揉按膻中穴（前正中线，两乳头中间，接近腹部处），它是宗气会聚之处，吸入的空气和经由脾、胃吸收消化而来的水、食物、精气结合为宗气，会聚于胸中，长期按摩有保养呼吸器官、促进呼吸和贯通心脉以达到血液循环的作用。

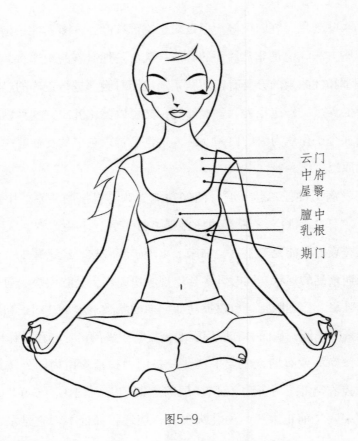

云门
中府
屋翳
膻中
乳根
期门

图5-9

❈ 腹部按摩

针对问题：肠胃消化不良、月经不调、单纯性肥胖、习惯性便秘、性功能障碍等。

主要功效：卵巢分泌激素平衡，消除堆积在腹部的脂肪。

腹部按摩是许多女性乐意尝试的环节，因为腹部容易囤积厚厚的脂肪。腹部是许多重要经脉循行和会聚之所，是人体气血循环、阴阳升降之通道。通过对腹部的按摩，除了可以瘦身，还可以防治五脏六腑本身所产生的病变，并保持十二经脉的气血旺盛、循行畅通，减少废物的滞留，从而对人体各部位起到治疗和调整的作用。腹部主要穴位有中脘、建里、天枢、气海、关元、章门等（图5-10）。

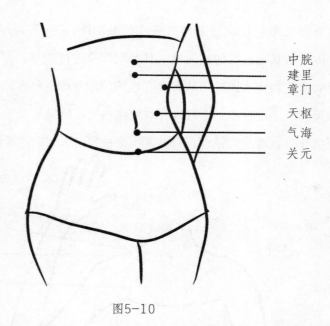

中脘
建里
章门
天枢
气海
关元

图5-10

　　腹部按摩最常见的手法是"二指叠按法"，即两拇指重叠，按的轻重以手下有脉搏跳动和病人不感觉痛为宜；另外一种是"波浪式推压法"，即两手手指并拢，自然伸直，左手掌置于右手指背上，右手掌指平贴腹部，用力向前推按，继而左掌用力向后压，一推一回，由上而下慢慢移动，好似水中的浪花。

❀ 背部按摩

针对问题：肩颈肌肉酸痛、头痛、腰部酸痛等全身性酸痛。

主要功效：使肩、颈部肌肉放松，促进血液循环，调整全身性的脏腑功能。

　　背部的督脉是人体的阳脉之海，主理全身气血循环。督脉如果受阻，会影响全身气血的循环，使机体处于不平衡状态、气血受阻、酸性物质等废物无法及时排出体外，各种疼痛便会在背部表现出来。所以，背部按摩是调节人体机能的有效方法。

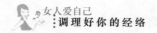

对背部按摩可以调整人体五脏六腑的功能，并可及早了解和发现身体各脏器的健康状况，有的放矢地对其特定部位进行按摩，促进气血和淋巴循环，及时把废物排出体外，从而更好地防治腰背部各种疼痛。如果对背部与胸、腹部同时进行按摩，更可以有效地使功效成倍增加。

背部比较重要的穴位有：肩井穴、大椎穴、天宗穴等（图5-11）。

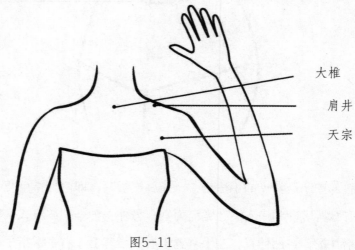

大椎

肩井

天宗

图5-11

按摩背部的肩井穴，可以改善颈部酸疼、不活络等现象。需要注意的是，有时候通过按摩背部某一穴位，可能会对两处以上的身体机能产生作用。比如按摩背部的大椎穴和天宗穴，可以促进乳腺畅通，同样可以起到治疗乳房疾病的作用。

白领女性的颈椎保健法

头歪一歪，脖子就酸疼；握一会儿鼠标，整条手臂就麻了；坐久了，就腰酸背痛……近年来，工作方式单一的上班族女性由于长期承受高强度工作，常常会因为不同程度的疼痛、不适前去医院就诊，尤其是骨科类疾病如颈椎病、腰椎病和关节炎等，在中青年女性白领中已成了高发病。

颈椎病症状复杂，主要症状是颈部疼痛、板滞，伴有上肢的疼痛麻木、头痛、头晕、耳鸣等。

颈椎病以往多见于中老年人，近年来有年轻化的倾向，尤其是伏案工作强度大的办公室女白领。大多数女白领每天都得在办公桌前坐上8小时，遇到工作任务重时还要加班，导致颈椎病发病率上升。另外，由于长期劳累导致运动功能系统受损，还会出现腰椎劳损，紧接着背疼、腰疼相继而来，再加上骨质增生提前，诱发腿凉等症。

对办公室女性来说，如何改善颈椎的健康状况呢？日常要注意放松背部肌肉，保持正确坐立姿势，以免腰背部肌肉过度紧绷。也可适当运用药物，加强疗效，如活络止痛药。平时要加强锻炼，也可适当接受物理治疗，缓解疼痛。同时我们可以采用下面的保健方法。

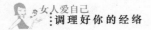

❀ 摇头晃脑

长期伏案工作，颈部一直处于前倾位，容易导致颈部肌肉疲劳，导致颈椎病的发生。在工作间隙做些转颈、前俯、后仰的头部运动，或用空拳轻轻叩击头部，不仅能解除颈部肌肉的疲劳，还能改善大脑的血氧供应，健脑提神，治疗由神经衰弱引起的失眠等症。

❀ 耸肩抛臂

白领女性经常端坐于电脑或办公桌旁，两肩下沉，肩部肌肉处于固定的僵化状态，加之许多女性气血较为虚损，风寒湿邪容易乘虚而入，滞留于肩胛筋骨之间，壅塞经络，致使气血受阻，导致肩部肌肉酸痛麻木、上举无力，或关节运动不利等症状。经常耸肩抛臂可使肩部和臂的气血运行通畅，有效地预防肩周炎和颈椎病。耸肩时，两肩反复上提和下沉，然后做双臂摆动、循环轮臂和上举。

❀ 抓耳挠腮

祖国医学认为，肾开窍于耳，人的各种脏器在耳廓上都有相应的投射点。对这些投射点进行搓揉和按摩，可刺激末梢神经，促进血液循环，调节和改善脏腑功能，尤其是肾功能。肾充则耳聪目明、腿健腰壮，故有人将此运动称之为"耳上的体育锻炼"。方法是：右手从头上拉揉左耳向上十余次，复以左手拉揉右耳十余次，亦可从上到下对耳廓和耳垂进行揉按。揉耳之后如能对面部进行搓摩，效果更好。当然，这个动作对女人来说，做起来有些不雅，所以，可以选择在家里或比较私密的空间做。

❀ 伸腰哈欠

很多女白领一天工作下来，腰酸胳膊痛。这是因为经常处于一种姿势，处于收缩状态的肌肉群就会出现疲劳，而处于舒张状态的肌肉群则导致血液瘀滞，代谢过程中所产生的一些废物不能及时排出，导致肌肉疲劳。此时伸个懒腰，打个哈欠，顿感精神许多。这是因为打哈欠时通过深呼吸运动，排出肺内多余的残气，吸进更多的新鲜空气，可有效地改善大脑的血氧浓度，解除疲乏；伸个懒腰则会引起部分肌肉的较强收缩，在持续几秒钟的伸腰动作中，很多郁积在肌肉中的血液被逼入心脏，大大增加了血循环的容量。所以，在工作间隙不妨多做些伸腰动作，多做些深呼吸，不仅能解除疲劳，还能预防腰肌劳损、椎间盘突出等症。

❋ 捶背搓腰

背部为阳，是督脉所据，而督脉又称"诸阳之海"，统帅一身阳经。捶背可以刺激背部皮肤、皮下组织和穴位，通过神经系统和经络传导，增强内分泌和经络系统的功能，增强抗病能力。背部皮下组织还潜伏着许多具有免疫功能的组织细胞，它们很少活动，只有在捶打敲击时，才被赶入血循环，发挥其免疫功能。捶背方法通常有拍法和击法两种。拍法即用虚掌拍打，击法则用虚拳击打。每分钟60～100次，每次10～15分钟。

颈部保健操，呵护你的颈部

··········

很多白领女性在工作时经常要长时间低头或者长时间盯着电脑，颈部姿

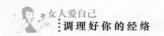

势比较固定，睡眠时又常用枕头将头部垫高，使颈部长时间处于前屈位。这样做的结果是：颈部肌肉紧张，项部肌肉韧带牵拉，致使颈椎改变原有生理曲度，变直或后突，进而影响颈项部血液循环及代谢，还可使椎体及周围软组织变性，出现不同程度的颈椎病症状。

下面这套颈项保健操对预防颈椎病、缓解颈椎病症状有良好作用，且操作简便易学，效果明显，现介绍给广大女性朋友。

❈ 颈部按摩

（1）预备姿势。站立或坐位，两脚分开略宽于肩，解开衣领，暴露颈项部。

（2）上下按摩。双手指并拢搓热后，手心覆于后项部两侧，沿颈椎棘突两侧上下均匀一致用力按摩12次。

（3）前后按摩：双手拇指轻置于脖子两侧，余四指并拢，由颈前至项后按摩12次。

（4）双手中间三指并拢，拇指轻按于两侧胸锁乳突肌中点，中指指腹按于后项部颈椎棘突两侧，以中指为中心划圈按压，每个部位划3圈，自上而下，自颈椎向两侧，揉遍颈项部。

（5）摸拨颈椎带。右手三指并拢，置于颈椎棘突处，用匀力来回摸拨颈椎韧带，由上而下，每椎间约3次，后换左手摸拨。

❈ 头部运动

（1）预备姿势。站立或坐位，上身及头部正直，双目平视前方（熟练后可闭目），双脚分开与肩同宽，双手叉腰，拇指向后。

（2）左右转头运动，共分4个部位。一位为头部向左旋至最大限度，双眼平视转向左前方。二位为向右转至预备式。三位为向右慢转至最大限度，双眼平视右前方。四位为向左转至预备式。一至四位做一遍为1次，做8次。

（3）前俯后仰运动。头缓慢向上抬至最大限度，目视上方。恢复预备式。缓慢低头至最大限度，下巴尽量抵胸骨。恢复预备式。同上，做8次。

（4）斜转头运动。眼看左肩部，头向左下方低下，至最大限度。头向右上方抬起并转动至最大限度，眼随头的转动逐渐看右上方，做8次。后动作相反，先看右肩抬转至左上方，做8次。

（5）左右摆头运动。头向左摆至最大限度，眼看前方。恢复预备式。头向右摆至最大限度。恢复预备式。同上，反复8次。注意，向左摆时左耳触左肩，向右摆时右耳触右肩。

（6）旋转头部。头部斜向左、向后、向右、向前，做划圈动作，旋转1周为1次，做12次。反向旋转，做12次。

（7）下巴划圈运动。下巴内收，头顶向前，目视前胸。头缓慢向上抬，下额向前上方抬伸至最大限度，眼向上看。下巴向前伸至最大限度，双目平视，项部肌肉放松。回预备式。连续划圈为1周，做12次。

❈ 叩击颈项运动

（1）以三指并拢，轻轻在枕部、项部及肩部敲打，每处6次。

（2）双手伸直，五指略分，手心向后下，小指外侧敲击项部，每处6次。

（3）轻握拳，中空，拍打颈项部，腰部及背部，每处6次。

❈ 穴位按摩

用示指或中指按压下列穴位，用力均匀，逐渐加重，以能耐受为度，如风池、百会、大椎、合谷、曲池（图5-12）。

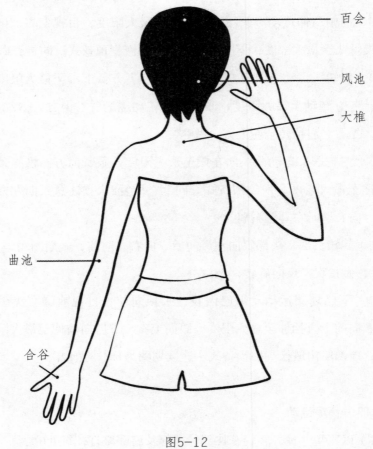

百会

风池

大椎

曲池

合谷

图5-12

　　上面所讲的颈部系列保健操不需辅助器械，可在工作之余、饭后、睡前进行，每日2~4次，坚持数日，可消除颈部疼痛不适；常年坚持可达到防治颈椎病之功效。

拉耳健身法，通络保健康

在日常生活中，女性朋友可以适当地对耳朵进行一些锻炼，这样做可以使不轻易受刺激的耳部经络保持通畅，有很好的健身养生效果，下面这些拉耳健身法女性朋友不妨常做。

❋ 提拉耳垂法

双手示指放耳屏内侧后，用示指、拇指提拉耳屏、耳垂，自内向外提拉，手法由轻到重，提拉的力量以不感疼痛为宜，每次3～5分钟。此法可治头痛、头昏、神经衰弱、耳鸣等。

❋ 手摩耳轮法

双手握空拳，以拇指、示指沿耳轮上下来回推摩，直至耳轮充血发热。此法有健脑、强肾、聪耳、明目之功。

❋ 提拉耳尖法

用双手拇、示指夹捏耳廓尖端，向上提、揪、揉、捏、摩擦20次左右，使局部发热发红。此法有镇静、止痛、清脑明目、养肾等功效，可防治高血

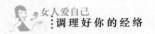
压、失眠、咽喉炎和皮肤病。

❋ 搓弹双耳法

两手分别轻捏双耳耳垂，再搓摩至发红发热。然后揪住耳垂往下拉，再放手让耳垂弹回。每天2～3次，每次20下。此法可促进耳朵的血液循环，健肾壮腰。

❋ 双手拉耳法

左手过头顶向上牵拉右侧耳朵数十次，然后右手牵拉左耳数十次。这一锻炼法还可以促进颌下腺、舌下腺的分泌，减轻喉咙疼痛，治慢性咽炎。

❋ 全耳按摩法

双手掌心摩擦发热后，向后按摩腹面（即耳正面），再向前反折按摩背面，反复按摩五六次。此法可疏通经络，有保健作用。

❋ 双手扫耳法

用双手把耳廓由后面向前扫，这时会听到"嚓嚓"的声音。每次20下，每日数次，只要长期坚持，必能强肾健身。

以上方法，女性朋友可根据自己的实际情况，或单项或几项配合进行，只要能持之以恒，一定能收到理想的效果。

拍拍打打，就能疏通经络

. . . .

我国古代医学家在实践中创造总结出了一套拍打健身法，其目的是通过拍打促进血液循环，通经活络，以强筋骨，增强局部肌肉营养，使肌肉更发达，增强肌肉的抗病能力，从而起到强身健体的作用。此法动作简单，既不受场地、器材的限制，又随时随地都可以做，而且健身效果较好，对于防治亚健康来说是一个不错的选择。

❀ 拍打头颈部

站立或坐在椅子上，双目平视前方，周身松弛。然后举起双臂，用手掌同时拍打头颈部，左手拍打左侧、右手拍打右侧。先从后颈部开始，逐渐向上拍打，一直拍打到前额部，再从前额部向后拍打，直到后颈部。如此反复五六次。由于拍打可促进头颈部血液循环，故此种锻炼可防治头部疾病，如头痛、头晕、头部不适时，拍打后会立即感到轻松，症状可以减轻乃至消除。此外，拍打头颈部还有健脑和增强记忆力的作用。

❀ 拍打胸背部

取站立姿势，全身自然放松，然后双手呈半握拳状，先用左手拍打右

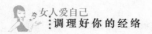
胸，再用右手拍打左胸，先由上至下，再由下而上。左右胸各拍打200次。拍打完胸部再拍打背部，手仍呈半握拳状，左手拍打右背部，右手拍打左背部，每侧各80～100次。

❀ 拍打肩部

正坐于椅上或站立，用左手去拍打右肩，用右手去拍打左肩，每侧拍打80～100次。此法可防治肩痛、肩酸、肩周炎等。

❀ 拍打腰腹部

站立，全身放松，双手半握拳或手指平伸，然后腰部自然地左右转动，随着转腰动作，两上肢也跟着甩动。当腰向右转动时，带动左上肢的手掌向右腰部拍打。同时右上肢及手背向左后腰部拍打，如此反复转动，手掌或拳有意识地拍打腰部、腹部，每侧拍打80～100次。

❀ 拍打肢体

用左手拍打右上肢，再用右手拍打左上肢。拍打时要周到，上肢的四周都要拍打到。每侧拍打100次。此种拍打可以防止肢体麻木，促进肌肉发育，解除上肢的酸痛。拍打下肢时宜采取坐位，坐在椅子上，先拍打左腿，左脚放在小矮凳上，使整个左腿放松，用双手从上到下、从里向外，再从下到上、从外向里，由大腿到小腿进行拍打。然后再换拍右腿。一般各拍打100～200次。此法可以防治下肢麻木、腿脚不灵、腿软无力，对于偏瘫患者的肢体也有一定的治疗作用。

拍打健身时应注意以下几点：

第一，拍打时全身要自然放松，呼吸平稳，排除杂念。

第二，拍打时用力要均匀，可逐渐加强拍打的力量，开始时不要用力过猛，以感到舒适为宜。

第三，拍打的部位要按顺序，不能东一下、西一下地拍打。

第四，要坚持，持之以恒，才能显示出成效。如"三天打鱼，两天晒网"则难以奏效。

第五，拍打时间可灵活掌握，或坐或站，或走动等都可以，可随时随地进行。每天早起后完成一次全套动作大约需10分钟，拍打次数在2000次左右。以拍打后有全身舒适感为宜。此法比较适合于中老年及体弱的女性锻炼，当然对周身有疼痛、四肢麻木或血液循环差的女性更为适合。

食欲不振，找一找穴位

现代女性往往容易因担心、不安、复杂的人际关系而引起精神性疲劳，进而产生食欲不振的亚健康现象，如果置之不理，则体力会渐渐衰退，身体渐坏。

那么，怎样才能激起食欲呢？

治疗食欲不振的穴位及指压法为：指压第六、七胸椎，能使食欲中枢产生显著的功效，能使食欲不振渐渐治愈。第六胸椎右侧、第七胸椎左侧是穴道所在，指压时一面吐气一面强压6秒钟后将手收回，恢复自然呼吸，如此重复30次。

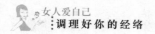

这种穴道指压法必须在餐前一小时进行，而且餐前尽量少吃甜食等会减低食欲之物。

此外，时常保持情绪稳定也能防止食欲不振，有烦恼的话，最好将它忘却，可以多活动或干自己感兴趣的事。将心理的不安去除后，食欲就能随之产生。

按摩助睡眠，让女人安心入睡

生活中，有些女性失眠者习惯于借助安眠药来入睡，这不仅容易产生抗药性和"成瘾"，而且可能损害肝、肾功能，使胃肠功能紊乱，所以最好采用非药物疗法。女性朋友可针对自身失眠的不同情况，采用以下自疗方法。

（1）由慢性病，如心脏病、神经衰弱、神经官能症和年老体弱等引起的失眠，可采用：侧卧，深呼吸数十次，全身放松，呼吸要深长，少时即可入睡；仰卧，两手握空拳，放在心窝下及胃上部3～4分钟，掐左右神门穴数十次。

（2）由胃肠系统功能失调、消化不良引起的失眠，要从调整胃肠神经功能入手，因为"胃不和则睡不安"。

（3）由神经受到刺激而引起的失眠，要采取转移大脑皮质兴奋点的方法。睡前先轻抚全身，全身放松，然后点按上脘、解溪、足三里、身柱、本神、关冲、大横、神道各穴。除上述方法外，还可仰卧，点揉上、中、下脘和幽门、天枢、公孙、足三里等穴（图5-13、图5-14）。

（4）由于工作紧张或思考问题太多而致失眠，可采用呼吸法入睡。方法是身体直立，两手上举，充分吸气，身体前倾成俯立，深呼气。双手抓握两踝，保持此姿势，进行4次腹式呼吸，然后恢复站立姿势。实践证明，将上述动作重复6次，可很快入睡，且睡得很香。但重复次数要适量，否则会产生相反的效果。

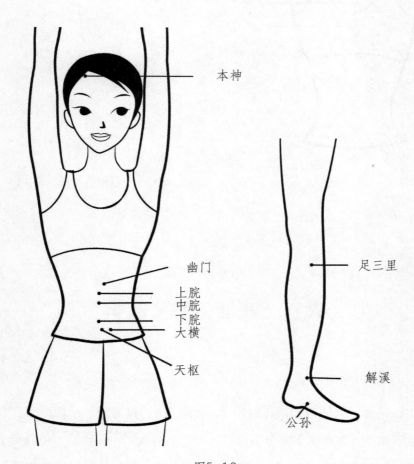

本神

幽门

上脘

中脘

下脘

大横

天枢

足三里

解溪

公孙

图5-13

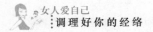
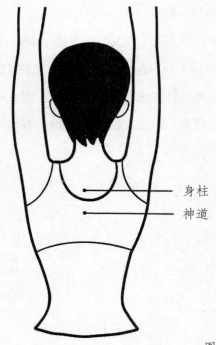

身柱

神道

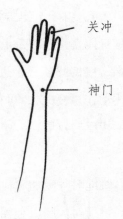

关冲

神门

图5-14

跳绳，既通经络又健脑

中医认为，人体有12条正经，手、足各6条。跳绳时，手握绳头，不停地做旋转运动，能刺激手掌与手指的穴位，从而疏通手部经络，使分布于手和上身的6条经络气血畅通，贯通大脑，对大脑、脑垂体等组织发生作用，增强脑神经细胞的活力，提高思维能力。脚上也有6条经脉及众多穴位在这里交错汇集。跳绳可以促进血液循环，使人精神倍增，行走有力，更主要的是可以起到通经活络、健脑的作用。

跳绳是较为普及的健身运动，不受时间、地点的限制，也不需要特别的运动器械，所以，也是比较受欢迎的运动方式，对健脑特别有帮助，因此也就有了"要健脑，把绳跳"的俗语。

跳绳还是一项全身综合控制的运动，跳绳以下肢弹跳和后蹬动作为主，手臂同时摆动，腰部则配合上、下肢活动而扭动，腹部肌肉收缩以帮助提腿。跳绳时呼吸加深，胸、背、膈、腹等所有与呼吸有关的肌肉都参加了活动。跳绳时大脑也必须不停地运动。因此，跳绳能锻炼大脑，锻炼全身神经系统。

医学研究证明，当大脑细胞工作时，所需的血液量比肌肉多15～20倍，大脑的耗氧量占全身耗氧量的20%～25%。因此，脑组织对缺氧、缺血非常敏感。运动可提高心脏功能，加快血液循环，使大脑享受到更多氧气与养分。凡是有氧运动都有健脑作用，特别是弹跳运动，能使机体供给大脑充分的能量，从这个角度来看，跳绳是最适合健脑要求的运动之一。

跳绳看似是一种简单的运动方式，但在运动时要讲究方法，尤其要掌握好运动量。每分钟弹跳达到100次以上的跳绳，连续5分钟所消耗的热量，相当于跑750米所消耗的热量；持续跳绳10分钟，与慢跑30分钟或跳健身舞20分钟消耗的热量相当。跳绳是耗热量大的运动，达到活血醒脑的目的就行了，过量运动会产生疲劳感。

跳绳前要充分做好准备活动。跳绳是一项运动量较大的运动，练习前一定要做好身体各部位的准备活动。特别是脚腕、手腕和肩关节、肘关节，一定要活动开。

跳绳要注意选择场地。不要选择灰尘多或有沙砾的场地及凹凸不平的水泥地，最好选择铺木板的室内体育馆或具有弹性的场地。跳绳时要穿着合

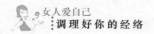

适的服装，最好穿运动服或宽松轻便的服装，穿软底布鞋或弹性较好的运动鞋，这样活动起来会使你感到轻松舒适，也不容易受伤。

练习跳绳要循序渐进，开始练习时，动作要由慢到快，由易到难。先学单人跳绳的各种动作，然后再学较复杂的多人跳或团体跳绳动作。

跳绳的时间一般不受限制，但要避免引起身体不适，饭前和饭后半小时内最好不要跳绳。

自我按摩，缓解神经衰弱

现代女性患有神经衰弱的并不少，这是影响她们生活的最大烦恼之一。而采用自我按摩疗法可以缓解症状。此外，有效的自我按摩还能舒筋活血、通利关节、减轻肢体疼痛。

（1）按头。每晚临睡前半小时先搓热双掌，然后将双手掌贴于面颊，两手中指起于迎香穴，经睛明、攒竹等穴，向上推至发际，然后两手分开向两侧至额角而下，示指经耳门穴返回起点，如此反复按摩30～40次（图5-15）。

（2）搓胸。取盘膝坐位，用右手平贴右肋部，向左上方搓至左肩部，共30次；然后左手平贴，自左肋部搓至右肩部，共30次。

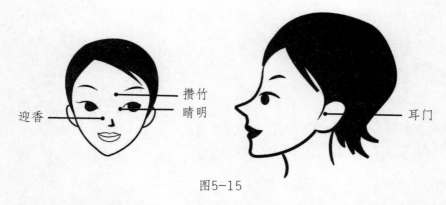

图5-15

（3）揉腹。取盘膝坐位，用一手掌叠于另一手掌上，按于腹部，以脐为中心，先顺时针方向揉腹30次，再逆时针方向揉腹30次。

（4）抹腰。取盘膝坐位，两手叉腰（四指向后），沿脊柱旁自上而下抹至臀部，共30次，如发现有压痛点，可用手指按压20～30秒钟。

（5）揉膝。取坐位，用两手按于两膝膑骨上，由外向内揉动30次，然后再由内向外揉动30次。

（6）搓脚掌。取坐位，用左手握左踝关节，右手来回搓左脚掌（足底前半部）30次，然后右手握右踝关节，左手搓右脚掌30次。

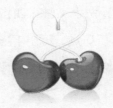

女人爱自己
调理好你的经络

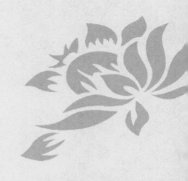

第六章
经络瘦身减肥，舒适又有效

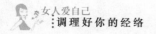

经络瘦身，最舒服的减肥法

经络瘦身法，就是通过按摩经络穴位以促动脂肪，使它经常处在柔软而且容易燃烧的状态。

例如，平常缺乏运动而积存于腰间的脂肪，反复对其进行按摩促动，可以起到非常明显的效果。按摩可以有很多种类，而且随着部位的不同，按摩的手法也有一定差异。

普通的瘦身按摩手法是使用整个手掌来回揉搓按摩，这种手法特别适用于肌肉硬的部位。抓捏式按摩则是使用第一、二两节手指对减肥部位进行抓捏、按摩，像拉着皮肤一样，手指在体表移动，适用于皮肤松弛或脂肪丰富的部位。也有以拇指为主力，其他手指为辅助，左右、反方向来扭转的，这种手法比较适合于肌肉多而脂肪厚的部位。

按摩后可以再辅以抚摸、摩擦、扭转、收缩、拍打、弯曲等动作来完善减肥效果。在按摩减肥过程中，要讲究按摩的方向与方法。首先在自己希望瘦身的部位上部开始按摩，然后顺着肌肉，由下向上按摩，并由离心脏远的部位开始向心脏方向按摩。这样可以使血液循环更好，新陈代谢旺盛，进而增加按摩效果。

此外，还可以通过穴道按摩、局部按摩等方法来促进减肥。需要注意的是，虽然经络按摩对于减肥有效果，但只是进行按摩，还是不能有快速的减肥效果，应该在节食和运动的基础上进行按摩减肥。

在所有的按摩手法中，揉腹是最适合女性的经络瘦身实用方法。

（1）操作手法。双手掌从腹部剑突（胸骨是一块扁骨，位于胸前部正中。胸骨上部较宽，称为胸骨柄。胸骨中部呈长方形，称为胸骨体。胸骨的下端为一形状不定的薄骨片，称为剑突）下推至耻骨联合上缘，连推12次；然后将两手置于腹部左右两侧，从肋缘下推到骨盆处，连推12次；再用左手置于脐周围，右手按在左手上面，揉压脐围，按顺时针方向和逆时针方向各揉12次。

（2）瘦身穴位。常用穴位有中府、云门、气海、关元、脾俞、肾俞、梁丘等。点压这些穴位能有效地抑制食欲，利于脂肪均匀分布（图6-1）。

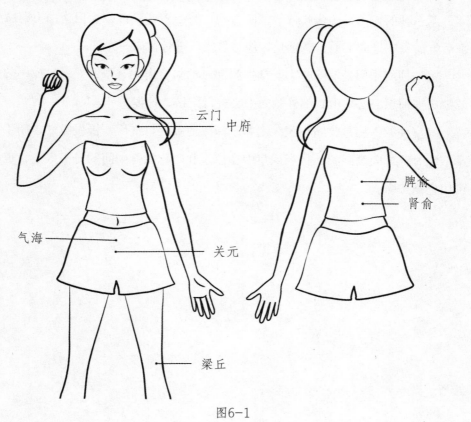

云门
中府

脾俞
肾俞

气海
关元

梁丘

图6-1

（3）辅助运动。仰卧，双腿伸直，然后慢慢抬高，抬至与身体垂直，两手同时用力下按，使臀部稍微离开床面，保持该姿势3～5分钟（以后，随着腹部脂肪的减少、腹肌的增加，尽量保持该动作时间长些，至不能忍受），再慢慢放下双腿；接着将两手枕于后脑部，做起坐动作，次数不限；然后两臂屈肘，两膝弯曲，以两足和肘关节、肩部做支点，做挺腹动作3～5分钟；最后以双手抱双腿按压腹部3～5分钟。

用上述方法做经络瘦身需坚持每天做，不间断，同时注意控制饮食摄入，增加运动量，使消耗大于摄入，以有效减少体内脂肪积聚，巩固减肥效果。

此外，以下3种按摩方法也有非常好的瘦身效果。

第一种的作用是美化腰部、消除赘肉。将手置于腰部，大拇指用力将腰部后方的赘肉推向下前方，感觉好像将赘肉压进骨盆内一样。

第二种的作用是消除赘肉。揉捏腹部对消除赘肉大有帮助，纵向揉捏的效果更加理想，必须由腹部外侧向中心进行推挤、拧捏。

第三种的作用是收缩小腹。用鼻子深深地吸一口气后，慢慢吸气，用手掌依顺时针方向画圆圈，将意识集中在位于肚脐和骶骨中间的丹田穴上，也可用毛刷按摩。

多按这些穴位，你就瘦了

·········

❄ 瘦身万用穴道

穴道：合谷穴（图6-2）。

位置：拇指与示指界凹陷处。多从手背方向取穴。

效果：促进全身血液循环，提神醒脑，改善头晕头痛等症状。

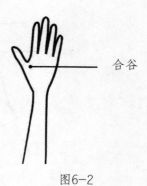
合谷

图6-2

❄ 瘦腰、瘦小腹（图6-3）

穴道：天枢穴。

位置：肚脐两侧2寸（约三指宽）处。

效果：促进腹部脂肪代谢，帮助消化，进而帮助小腹平坦。

穴道：水分穴。

位置：肚脐正上方1寸（拇指关节宽度）。

效果：排除多余水分，改善水肿。

穴道：气海穴（丹田）。

位置：肚脐正下方1.5寸（约示指和中指合并的指幅宽度）处。

效果：帮助消化，改善腹部肿胀，可以预防小腹突出。

穴道：关元穴。

位置：肚脐正下方3寸（约四指并拢的宽度）。

效果：降低食欲，促进消化。

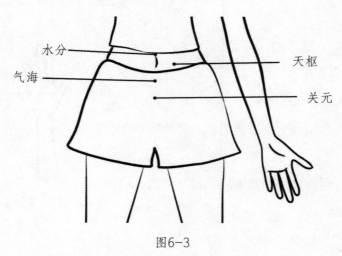

图6-3

穴道：肾俞穴。

位置：背部正对肚脐后方，腰椎两侧1.5寸（约示指与中指并拢的宽度）。

效果：美化腰部曲线。

穴道：三阴交穴。

位置：脚踝内侧上方（约四指并拢的宽度）。

效果：帮助消化，促进血液循环，消水肿，改善生理病痛。

❈ 瘦臀、瘦大腿、瘦小腿（图6-4）

穴道：环跳穴。

位置：臀部侧面正中央。

效果：提臀，预防臀部下垂。

穴道：承扶穴。

位置：两侧臀部横纹正中央下方。

效果：预防臀部下垂，刺激臀部肌肉收缩，瘦大腿。

穴道：殷门穴。

位置：大腿后侧，承扶穴往下6寸。

效果：消除赘肉，雕塑大腿曲线。

穴道：委中穴。

位置：膝盖后方正中央的膝窝处。

效果：改善大腿、小腿肿胀，促进血液循环，美化腿部线条。

穴道：承筋穴。

位置：小腿后方（小腿肚）最胖的地方。

效果：消除小腿肿胀，美化小腿线条。

穴道：血海穴。

位置：膝盖后方（膝窝）往上约三指，有个凹陷处。

效果：消除水肿，雕塑大腿、小腿曲线。

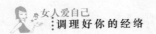

穴道：承山穴。

位置：踮起脚，可以看到小腿肚有一块肌肉隆起，在肌肉正下方的凹陷处就是承山穴。

效果：消除水肿，排除体内的废物，美化小腿曲线，减缓腿部疼痛。

穴道：足三里穴。

位置：膝盖外侧凹洞，往下3寸（约四指并拢宽度），靠近小腿骨外侧的凹陷处，即为足三里。

效果：治疗消化系统疾病，促进血液循环，改善赘肉问题。

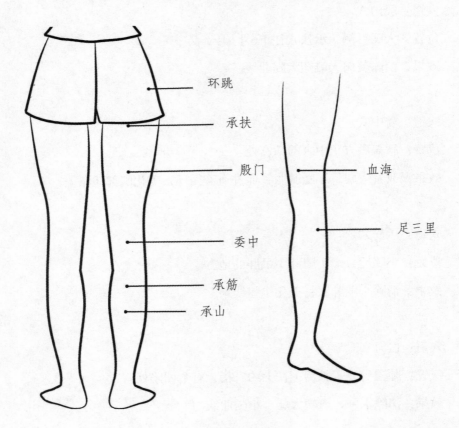

图6-4

除了以上穴位外，手背和手掌等比较容易受到刺激的穴位也是非常有助于节食瘦身的。一个是手背中央，直径为3厘米左右的"胸腹区"部位。还有一个在手掌一侧，示指正下方至大拇指指根的"胃、脾、大肠区"部位。每顿饭前用力捏压这两个部位，食欲自然被抑制。

但是，需要特别注意的是，如果刺激的力度不够大，则是毫无效果的。因为轻揉按摩这些部位，反而会促进胃肠功能，导致食欲旺盛。所以，我们可以利用一下身边的小器具。手掌心的"胃、脾、大肠区"可用塑料质的发卡或木夹子夹住，以达到刺激的效果（用金属质夹子可能会感觉太疼，应尽量避免使用）。

指压穴道，跟"双下巴"说"拜拜"

或许有很多老一辈的人觉得"双下巴"是福气的象征，但现在，它却是爱美女人的梦魇。"双下巴"在医学上的名字叫下颌脂肪袋，多见于中老年人，尤其是中老年女性更为多见。它是由于皮下脂肪组织堆积过多，加之上了年纪皮肤老化而松弛，并因重力的作用而下垂造成的，从外观上看似有双下巴。双下巴造成颈部臃肿短粗，使女性脸部失去固有的线条美、曲线美。

形成双下巴的主要原因有3点：

（1）太胖，脂肪过多。

（2）经络阻塞，形成浮肿。

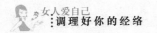

（3）缺乏运动，肌肉松垮。

无论是哪一种原因让你有双下巴，以下所介绍的消除下巴赘肉的指压与运动法，都可以有效地消除双下巴。

❀ 指压法

（1）四指并拢，指尖朝上，大拇指放在颏下（下颌骨与肌肉交接之处，颌骨边缘）。

（2）指压时，轻轻地往上一顶即可。

❀ 双下巴减肥运动

指压完毕后，就是运动时间了。消除下巴赘肉的运动，是借由脖子的转动，牵引到颏下的肌肉来完成的。在一收一放、一紧一松之间，促进肌肉的紧实，并达到增进气血循环、淋巴循环的功能。

（1）眼睛直视正前方，双手自然下垂。肩膀不动，腰挺直。下巴尽量往下伸展，最好能够碰到胸前。

（2）然后回复原始姿势。肩膀以下保持不动，脖子尽量往后压，停留两三秒，最后再回到原始姿势。

❀ 小秘诀

脖子一前一后伸展，一式做八下，也可有效消除下巴上的赘肉。人迎、大迎两处穴位（图6-5），有增进脸部血液循环和使皮肤紧缩的功能。常按摩这两个穴道也有助于消除双下巴。

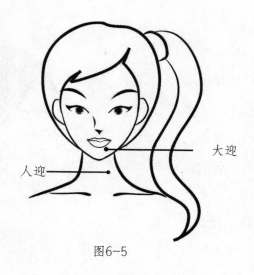

大迎

人迎

图6-5

脸上取穴，让脸瘦下来

·········

　　每个爱美的女人都希望有一个漂亮的脸蛋，事实上，虽然脸型的轮廓绝大部分是天生的，但是如果因为后天的因素使脸浮肿变大，那无疑会让许多爱美的女性烦恼不已。

　　按照中医经络学的说法，人的脸颊上循行着4条经络，分别是大肠经、小肠经、胃经、胆经。如果这4条经络的气机不畅，就会造成脸颊的浮肿。这个时候，就可以靠指压脸部穴道来消肿，让脸看起来比较瘦而紧实，脸的弧度也会变美！

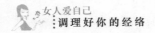
❋ 指压穴道

脸部指压能使脸颊消肿的主要穴道有听会穴、大迎穴和颊车穴（图6-6）。其他的经外奇穴有玉火、马金水。针对这些穴道常常指压、按摩，能畅通经络、活血化瘀，消除脸部浮肿，使皮肤更

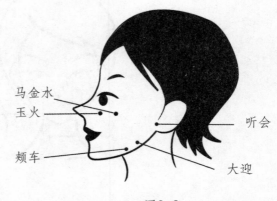

图6-6

紧实且有弹性。如果觉得以上的穴道烦琐又难记，我们可以按照下面的方法进行指压按摩，以达到按压穴道的作用。

（1）大拇指指腹贴近颧骨下方，稍用力垂直往下轻压2厘米左右，指力往上轻抬即可，再缓缓将指力放松。

（2）中指、无名指并拢，沿颧骨下缘平行往下轻压至2厘米处，再往上顶。

注意：以上的指压按摩动作，适合两天做一次。过于频繁或用力过度的按摩，都有可能造成神经传导迟钝或肌肉松垮、挫伤。

❋ 按摩、轻拍的补气动作

指压最主要的功能是将气结打散，泄气的时候居多。因此指压完后还要再做一些轻拍、按摩等补气的动作，以达到气血充盈、肌肤润泽的功效。

（1）轻拍。四指并拢，在脸颊的穴道上轻拍数下即可。

（2）画圆圈。四指并拢，轻触脸颊上，似碰未碰。顺时钟方向，由内向外画圆圈。

❋ 小提示

（1）一个穴点按8次。

（2）指压脸颊时，痛感越强烈，表示经络阻塞越严重。

只需一分钟，即可保持苗条

· · · · · · · · ·

下面为女性朋友介绍5个健美的动作，每个动作只需要1分钟。如能持之以恒，就会使全身经络始终保持畅通，有效地保持苗条的身材。

（1）站直：两脚张开，距离略大于肩宽，足趾朝外，膝盖弯曲呈15°，双手脑后交叉相握，两臂朝外，吐气向右侧弯，持续60秒。

（2）平躺下来，左脚搭在右膝上，双手握住双耳，左肘支地，略抬上身，使右肘碰触左膝，然后再慢慢恢复平躺姿势，再以右脚搭在左膝上，重复上述动作。

（3）平躺，两臂平放两边，手掌向下，运用腹肌提起膝盖，朝下颌收拢，同时抬起臀部，小腿朝上伸直。重复动作1分钟。

（4）平躺，双膝屈起，右肘横跨于左膝上，手指置于脑后，双肘向后压；用腹部的力量抬起头部及肩膀，持续15秒再放下，整个动作连做两次。

（5）平躺，双膝屈起，脚掌平放，双手置于脑后，先举右腿，并抬起上身，把右腿收拢至碰触右肘为止，然后缓缓放平上身，右脚举直，整个动作持续30秒，再换左脚做同样动作。

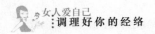
以上5个动作可以在睡前或起床前进行，也可在空闲时练习。每个动作可独立练习，若连贯一起做效果更佳。

腹部按摩，揉出迷人"小蛮腰"

·········

每一个女人都应留意自己的腰围，当你的腰线渐渐消失时，女人味几乎也就荡然无存了，而研究发现，没有正常的腰臀比的女人寿命也会缩短。看看日渐增厚的"游泳圈"，应该觉醒了，女性朋友们，不能再这样放任自流了。

按摩腹部是一种非常好的保持腰围的方法，它不仅能消除脂肪，还可以强身健体，对消化系统、神经系统等多种疾病都有辅助治疗的效果。

按摩腹部的手法除了前文提到过的揉法之外，主要还有以下两种。

❉ 手法一：拇指叠按法（图6-7）

将两个拇指上下重叠，在腹部及相关穴位按压，按压的轻重应以手指能够感觉到脉搏跳动，且被按摩的部位不感觉疼痛最为合适。

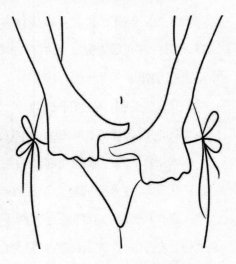

图6-7 拇指叠按法

❋ 手法二：波浪推压法（图6-8）

两手手指并拢，自然伸直，一只手掌放在另一只手掌背上，右手在下，左手在上。在下的那只手掌和手指平贴腹部，用力向前推按，然后在上的手掌用力向后压，一推一回，由上而下慢慢移动，好像水中的浪花，故而得名。

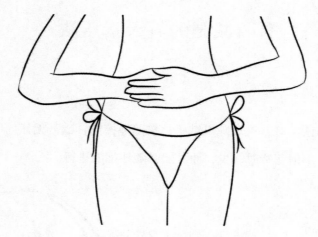

图6-8 波浪推压法

除了以上的手法外，不用双手，以身体的运动和摩擦也可以达到按摩腹部的效果，在按摩的同时使身体得到适度运动，具体步骤如下：

第一步：俯卧在地上，两腿分开，放松身体，两肘张开，两只手轻轻叠合放在下颏下，注意要放松，不要用力。

第二部：全身保持松弛状态，让腹部紧紧贴在地板上，以肚脐为中心分别向左右揉搓，再上下揉搓各10次。

第三步：脚跟立起，脚尖用力，使大腿悬空，按纵方向揉搓肚脐。上下左右各做10次。

功效：可以改善腹部血液循环，增强胃肠的消化吸收功能，减少腹部多余的脂肪。

坚持对腹部特殊的穴位并配合经络走势施以按摩，再加上时常进行的运

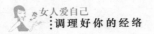

动方式按摩，爱美的你自然就可以拥有健美诱人的腹部了。

有效减肥的五大指压法

使用指压法减肥，可消除饥饿感，自然地控制食欲，无任何副作用。只要养成习惯，不但花费时间少，而且随时随地都能进行。

❋ **饭前指压法**

将示指按在人中穴（图6-9）（上唇正中凹下的部分）上，拇指按在上唇前端，在10秒钟之内迅速提捏30下。这样会使脑神经中枢较快地产生"饱"的感觉，降低对食物的欲望。

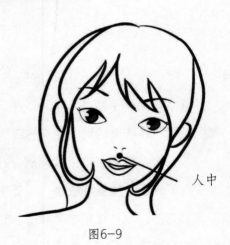

人中

图6-9

❋ **进餐时指压法**

用示指和中指的指尖，以指压方式按摩胸骨和肚脐之间的中心点，10秒钟做30下左右。此法能使胃部有充盈感，减少食物摄入。

❋ **消除紧张指压法**

许多肥胖女人为了发泄心中的不快或缓解紧张情绪，往往喜欢"借吃浇愁"，就像电影《瘦身男女》中郑秀文饰演的角色一样。

为了消除这种紧张情绪，可以先用右手的拇指和中指从左手的示指根部一直按捏到肘部，然后换手做，10秒钟内按压30下左右。

❋ 避免吃零示指压法

吃零食是导致肥胖的一个重要因素。为了避免吃零食，你可以用右手的拇指指肚按压左手腕内侧，由拇指下方慢慢移至小拇指下方，然后换手做。

❋ 增强活力指压法

坐在椅上，全身放松，双手扶膝，掌心包住膝盖，用5个手指的指尖向下按压。长期坚持，可有助于促进人体新陈代谢，消除多余的脂肪。

瘦身小动作，让你从早瘦到晚

❋ 早上醒来时

早上醒来时做伸展运动可有效瘦身。把枕头垫在背后，两手向后伸直并伸展身体，这也就是我们平常所说的"伸懒腰"。由于做伸懒腰等伸展运动时，人体会自然形成双手上举、肋骨上拉、胸腔扩大、深呼吸的态势，这样使胸肌活动能力加强，牵动了全身，引发了大部分肌肉收缩，从而可以有效加速血液循环乃至瘦身减肥。

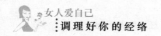
❀ 穿衣时

穿衣时做后背手扩胸运动也有助于瘦身。双手在背后相握，伸直手的同时挺胸。此外，扩胸运动、柔软背部都是简易有效的美胸运动，扩胸运动对防止乳房下垂有奇效。如果你有心改善，随时都可以加强胸部的保养和护理，任何年纪都不会太迟。

❀ 入厕时

入厕时做叩齿运动也有助于瘦身。叩齿运动可使牙周膜内血管扩张，改善局部血液循环，能刺激牙周膜这层结缔组织膜更好地固定牙齿，减少患牙疾的机会。同时，叩齿使口腔唾液分泌增多，有助消化。长期坚持，有助于保持良好的身材。

❀ 刷牙时

刷牙时做提肛运动有助于瘦身。每天早晚刷牙时坚持做一次提肛运动，具体做法是：吸气时提肛，收腹像忍大便的感觉，呼气时缓慢放松肛门，连做20～30次。中医认为，提肛运动可使中气升提，脏腑强壮，并可调节气血阴阳。提肛除可预防便秘、痔疮外，对内脏下垂、胃肠功能紊乱均有疗效，而这些都有助于瘦身。

❀ 穿鞋时

穿鞋时不要坐在凳子上，而应屈膝，蹲下身体穿鞋系带。这个动作虽然简单，但却可以刺激小腿肚和脚踝处的肌肉。这样你会觉得腿部肌肉在使劲，给形成坚实紧绷的肌肉创造了条件。

❋ 长时间坐办公室时

长时间坐办公室时可起身拍打身体。如果你懒到坐在办公室的椅子上连站都不想站起来，可以考虑原地甩手并拍打身体的各个部位。拍打是一种很好的自我按摩，可以震动身体内部的经络和器官，使之放松而避免由于肢体僵硬和麻木造成的肥胖。

经络瘦身应注意营养补充

女性朋友在做经络瘦身的同时，一定要注意营养的补充。要知道，营养中也有能减肥的元素，只要合理补充营养，就能达到事半功倍的效果。

首先，让我们先来看看营养素区里的"减肥元素"吧！

❋ 纤维素

纤维素能促进胃肠蠕动，帮助消化。另外，与纤维互为滋长温床的肠内细菌，可促进维生素B_2、维生素B_6的吸收，对脂肪的分解有直接或间接的帮助。

❋ 维生素A

身体缺少维生素A会使皮脂腺、汗腺功能变弱，角质层慢慢变厚，肌肤开始变得干燥。这样的女人很难有苗条的身材。

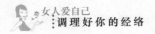

❋ 维生素E

维生素E可分解脂肪、胆固醇的囤积物质，还可以促进血液循环，让新鲜的血液送达离心脏最远的腿部，给予细胞全新的氧气与营养。若静脉输送缓慢，组织液也随着停滞，腿部就容易变得粗壮。

❋ B族维生素

双腿经常疲劳，维生素B_1可改善这种情形。它可将糖类转化成能量，所以喜欢吃甜点的人，维生素B_1的消耗量特别多。维生素B_2能加速脂肪的代谢，自认体内脂肪过多的人，要多补充维生素B_2。

❋ 钾

要想拥有纤细身材的要点是不要吃太多盐。盐分摄取过多，身体就会想多喝水，导致水分囤积体内，形成水肿型的虚胖。钾能帮助盐分代谢出体外，改善肥胖症状。

❋ 钙

人体约有1千克的钙质，想拥有笔直的双腿，骨骼中的钙质绝对不能少。钙摄取不足会影响神经的传达和智力的发展，甚至可能会产生肌肉痉挛。为减少运动时造成的双腿受伤的概率，让我们的瘦身大计顺利完成，就一定要记得多补充钙质。

除了营养素之外，食物中也有许多有助于减肥的好东西。

❋ 蛋

蛋里含有的维生素A，能给你双腿柔嫩的肌肤，蛋中所含的维生素B_2则可消除脂肪，其他的磷、铁、维生素B_1都对去除下半身的赘肉有着不可忽视的功效。

❋　葡萄柚

葡萄柚含有独特的枸橼酸成分，含钾量也在水果中排前列，热量较低，可以使新陈代谢更顺畅。渴望瘦身成功的女性，先尝尝葡萄柚的酸滋味吧。

❋　芹菜

芹菜中含有大量的胶质性碳酸钙，容易被人体吸收，可补充双腿所需的钙质；芹菜对心脏很有好处，又有充沛的钾，可预防下半身浮肿的现象。

❋　花生

花生中含有丰富的维生素B_2，蛋白质含量也极高，除了能美腿，也是蛋白质不足造成的肝脏病的健康食物。

❋　猕猴桃

猕猴桃所含的维生素C很多，是众所皆知的，其实它的纤维素含量也相当丰富，纤维吸收水分膨胀，可避免过剩脂肪让腿部变粗。

❋　番茄

番茄有利尿以及去除酸痛的功效，长时间站立的美女，可以多吃番茄去除腿部疲劳。建议番茄尽量生吃，做成沙拉、果汁或直接吃都可以，经过烹饪后的番茄，营养素会大量流失。

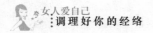

❈ 海苔

海苔中含有维生素A、维生素B₁、维生素B₂，还有矿物质和纤维素，对调节体液的平衡裨益良多，想要拥有苗条身材可不能放过它。

❈ 芝麻

芝麻能提供人体所需的维生素E、维生素B₁、钙质，特别是它的亚麻仁油酸成分，可去除附着在血管壁上的胆固醇，食用前应将芝麻磨成粉，或是直接购买芝麻糊以充分吸收这些美体营养素！

❈ 香蕉

热量有点高的香蕉，其实可以当正餐吃，它含有特别多的钾。它含有的脂肪与钠却低得很，符合美丽双腿的营养需求。

❈ 苹果

苹果含钙量比其他水果丰富很多，有助于代谢掉体内多余盐分。其含有的苹果酸可代谢热量，防止下半身肥胖。

❈ 红豆

红豆里头的石碱酸成分，可增强肠胃蠕动，促进排尿，消除心脏病或肾脏病所引起的浮肿。另外，其含有纤维素，可帮助排泄体内盐分、脂肪等废物，对瘦腿有百分之百的效果。

❈ 木瓜

吃了太多的肉，脂肪容易堆积在下半身。木瓜里的蛋白分解酵素、番瓜素，可帮助分解脂肪，减低胃肠的工作量，让肉感的双腿慢慢变得有骨感。

❄ 西瓜

西瓜含有利尿素，其可使体内多余盐分顺利随尿排出，对膀胱炎、心脏病、肾脏病也具有疗效。此外，它的钾含量不少，不可小看它的瘦身作用。

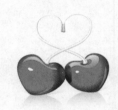

为女人爱自己
调理好你的经络

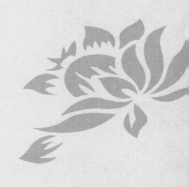

第七章
按摩通络——女人不生病的智慧

手脚冰凉的成因和疗法

天气变冷的时候，许多女性都有手脚冰凉的毛病，这是激素变化通过影响神经系统，导致皮下血管收缩和血液流量减少，从而引发的症状，中医称之为寒证。

具体地讲，手脚冰凉有以下四大原因：

❀ 循环障碍

（1）心脏功能衰弱，无法使血液供应到身体末梢部位。

（2）贫血：循环血量不足或血红蛋白和红细胞数量偏低。

（3）人体血管收缩、血液回流能力就会减弱，使得手脚特别是指尖部分血液循环不畅，也就是人们常说的"末梢循环不良"。

❀ 阳气不足

中医认为，手脚冰凉是一种"闭证"，所谓"闭"即是不通，受到天气转凉或身体受凉等因素的影响，致使肝脉受寒，肝脏的造血功能受到影响，导致肾脏阳气不足，肢体冷凉，手脚发红或发白，甚至出现疼痛的感觉。

❈ 月经和生育引起的激素变化

女性在月经期和生育期时，身体激素容易产生变化，这种激素变化通过影响神经系统进而导致皮下血管收缩和血液流量减少，从而引发寒证。

❈ 疾病因素

有雷诺病和雷诺现象、多发性大动脉炎等疾病时容易导致寒证，多发生于青年女性。

此外，精神压力过大、心理过分敏感、平时过度操心、时常心神不安的人也是手足寒证的高发人群。

手脚冰凉会导致女性月经量少、月经不调，甚至不孕；女性在经期、孕期和产期等特殊生理时期，由于体虚，更容易引起手脚冰凉。如果不及时加以预防，会导致精神不佳、身体畏寒。长期手脚冰凉在冬季还可能导致手脚冻伤。另外它还与风湿病、胃病等疾病有关。

要防治手脚冰冷，女性朋友可以常按摩阳池穴（图7-1）。阳池穴这个名字就意味着囤聚热量。阳池穴在人的手背手腕上，位置正好在手背间骨的集合部位。寻找的方法是，先将手背往上翘，在手腕上会出现几道皱褶，在靠近手背那一侧的皱褶上按压，在中心处会找到一个压痛点，这个点就是阳池穴了。阳池穴是支配全身血液循环及激素分泌的重要穴位。只要刺激这一穴位，便可迅速畅通血液循环，温和身体。

刺激阳池穴，要慢慢地进行，时间要长，力度要缓。最好是两手齐用，先以一只手的中指按压另一手的阳池穴，再换过来用另一只手的中指按压这只手上的阳池穴。这种姿势可以自然地使力量由中指传到阳池穴内，还用不着别人帮忙。手脚发冷的女性，一般只要坚持刺激阳池穴，便可不为冬天的来临而发愁了。

另外按揉涌泉穴、劳宫穴、气冲穴（图7-2），拍打肾俞穴也都有一定

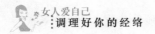

的作用。

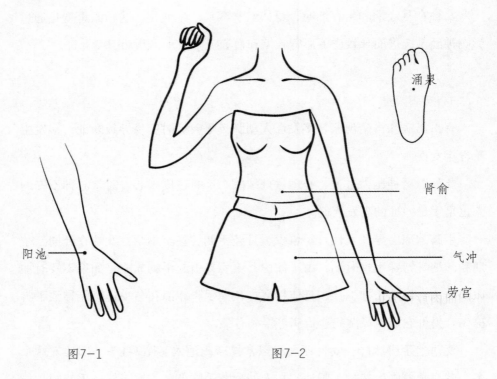

涌泉

肾俞

气冲

劳宫

阳池

图7-1   图7-2

自我按摩，缓解小腿抽筋

不少女性朋友常常在夜间睡眠时突然发生小腿抽筋、疼痛。小腿抽筋在医学上称之为腓肠肌痉挛，常指脚心和腿肚抽筋。腓肠肌痉挛是痛性痉挛中最常见的一种，其特点是腓肠肌突然发作的强直性痛性痉挛，牵掣、痛如扭转，持续数十秒至数分钟或更久，其痛楚难以名状。

小腿抽筋时，通过自我按摩可以起到温经通络、宣通气血、解痉止痛等作用。自我按摩对于缓解腓肠肌痉挛所致的小腿肌肉僵硬、剧痛等症状效果颇佳，有时甚至可以手到病除。

如果是在睡觉中突然出现腓肠肌痉挛，首先可以背屈患脚，给腓肠肌以被动牵拉的力，解除腓肠肌的痉挛，然后再进行腓肠肌的自我按摩。如果您经常出现腓肠肌痉挛，此手法还可以起到预防作用。

自我按摩的方法有以下几种：

❋　按揉小腿肌肉

取坐位，一手或双手用按法或揉法自腘窝至跟腱，用力按揉数分钟，至小腿肌肉放松为止。

❋　揉腘窝（腘窝位于膝后区的菱形凹陷处）

取坐位，用双手示指和中指点揉腘窝，约2分钟。

❋　点承山（承山穴位于小腿伸直时肌肉出现人字形凹陷处）（图7-3）

取坐位，用拇指点揉承山穴，以有酸胀感为宜，约2分钟。

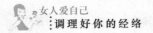
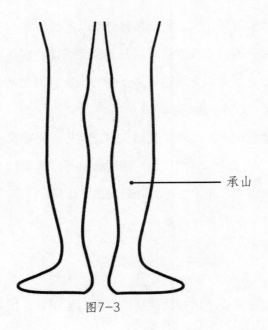

承山

图7-3

❋ 弹拨跟腱

取坐位，用拇指用力弹拨跟腱约10次。

❋ 揉搓小腿

取坐位，用双手相对用力揉搓小腿肌肉，约2分钟。

❋ 拍打小腿

取坐位，双手五指自然并拢，掌指关节微屈，虚掌平稳而有节奏地平拍小腿，约2分钟。

除了病发时的自我按摩，女性朋友还要重视平时的自我调养，这是避免小腿抽筋的最好方式。

（1）运动前要做充分的准备活动，天气热、运动量又大时，应在运动前或运动中及时补充含盐类的饮料。

（2）要注意保暖，不让局部受寒。在游泳时如果水温过低，应做好热身活动。游泳时一旦在水中发生小腿肌肉痉挛，应立即改成仰泳式，并迅速游回岸边，暂时停止游泳。

（3）身体过度疲劳者，应适当休息，减少运动量。

（4）为预防小腿抽筋，在膳食方面要多吃些含钙量高、富含氨基酸的营养食品，如虾皮、牛奶、豆制品、瘦肉等。

按摩穴位，消除便秘的烦恼

便秘的经历相信很多人都有过，便秘看似是一个小毛病，但却会给生活带来很大的烦恼。导致便秘的原因很多，最主要的原因有以下几点：

（1）饮食结构不合理，偏爱吃蛋白质含量高和辛辣的食物。高蛋白食物在肠道中运行速度是最慢的，并且能产生很多有害气体，例如富含高蛋白的牛肉就是诱发大肠癌的主要食物。

（2）年老体衰。中老年女性身体机能低下，胃肠运动能力同样较低，加上肛周肌肉力量下降，因此很多中老年女性都有便秘。

（3）过度消瘦的女性。很多女孩子为了苗条，对"油脂"退避三舍，殊不知适量的脂肪摄入对人体是非常有必要的，如果脂肪摄入过少就会造成大便艰涩难下。

得了便秘又应该通过怎样的经络疗法去治疗呢？

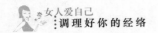
❀ 抹任脉：从膻中穴到中极穴（图7-4）

位置：两乳头之间中点到脐下一掌宽小腹的中点连线。

膻中穴位于胸部，前正中线上，平第四肋间，两乳头连线的中点。

中极穴位于下腹部，前正中线上，脐中下4寸。

按摩方法：仰卧或正坐，用左手或右手的拇指，从膻中穴沿着任脉（腹部正中）抹到中极穴，方向始终由上向下，操作20次，力量不宜过大，但是要紧贴皮肤。

❀ 掌揉天枢穴和大横穴（图7-5）

位置：天枢穴位于腹中部，平脐中，距脐中2寸。

大横穴位于腹中部，距脐中4寸。

按摩方法：将自己两掌平放于中腹，两中指正对于脐中，稍加用力后顺时针方向揉动，令腹内有热感为佳。

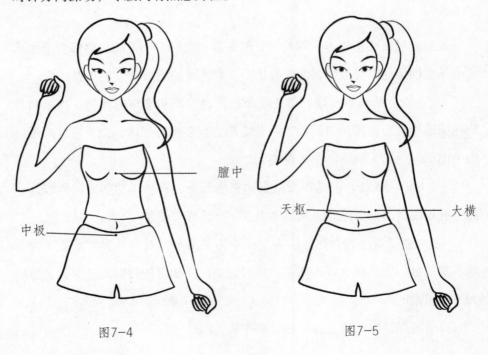

图7-4　　　　　　　　　　　　　图7-5

❈ 点揉腹结穴和气海穴（图7-6）

位置：腹结穴位于下腹部，大横穴下1.3寸，距前正中线4寸。

气海穴位于下腹部，前正中线上，脐中下1.5寸。

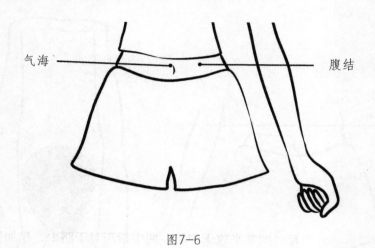

气海　　　　　　　　　　　　　腹结

图7-6

按摩方法：将双手拇指指腹按压住同侧腹结穴后稍加压力，感到酸胀为佳，然后顺时针方向点揉1分钟；再用一手拇指点揉气海穴，力度同腹结穴，同样操作1分钟。

❈ 顺时针摩揉全腹

按摩方法：将两掌重叠，扣于脐上，稍加用力，沿顺时针方向摩揉全腹，注意力度要渗透进腹腔，令肠道能跟随手掌在腹腔中震动，这样才能促进肠道蠕动。注意摩揉方向，如果操作方向相反，就会适得其反。

❈ 点揉尺泽穴和曲池穴（图7-7）

位置：尺泽穴位于肘横纹中，肱二头肌腱桡侧凹陷处。

曲池穴位于肘横纹外侧端，屈肘，尺泽穴与肱骨外上髁连线中点。

按摩方法：以一侧拇指指腹按住尺泽穴，轻轻揉动，以有酸胀感为宜，

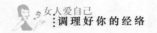

每侧1分钟，共2分钟。曲池穴操作同尺泽穴。此二穴为上肢治便秘要穴，尺泽穴为肺经穴位，曲池穴为大肠经穴位，二者相配能有效促进大便排出，效果显著。

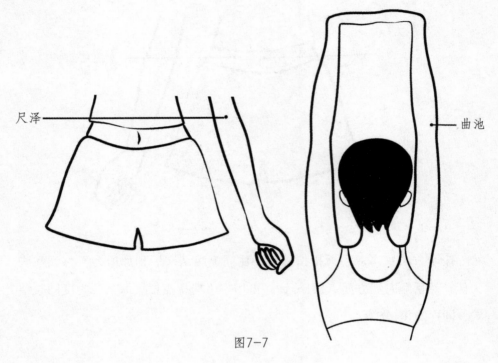

图7-7

❄ **点揉合谷穴**（图7-8）

位置：位于大拇指和示指的虎口间，拇指、示指像两座山，虎口似一山谷，合谷穴在其中故此得名。定位合谷穴的方法是：一手的拇指第一个关节横纹正对另一手的虎口边，拇指屈曲按下，指尖所指处就是合谷穴。

按摩方法：以一侧拇指指腹按住合谷穴，轻轻揉动，以酸胀感为宜，每侧1分钟，共2分钟。合谷穴是全身四大保健穴之一，也是清热止痛的良穴，可以有效缓解因便秘造成的头晕、饮食不振、情绪烦躁、黄褐斑、痤疮和腹痛等症。

❄ **按揉支沟穴（图7-9）**

位置：支沟穴位于前臂背侧，阳池穴与肘尖的连线上，腕背横纹上3寸，尺骨与桡骨之间。

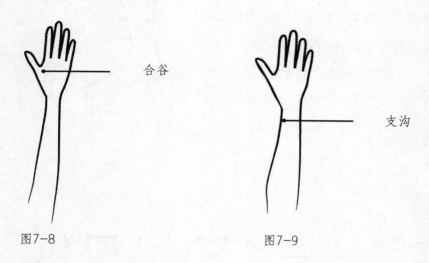

合谷

支沟

图7-8　　　　　　　　　　　　　图7-9

按摩方法：以一侧拇指指腹按住支沟穴，轻轻揉动，以酸胀感为宜，每侧1分钟，共2分钟。支沟穴是治疗便秘的特效穴，各型便秘均可使用。

❄ **按揉内庭穴（图7-10）**

位置：内庭穴位于足背，第二、三跖骨结合部前方凹陷处。

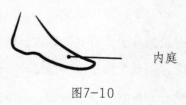

内庭

图7-10

按摩方法：以一侧拇指指腹按住内庭穴，轻轻揉动，以酸胀感为宜，每侧1分钟，共2分钟。内庭穴是泻胃火的特效穴，此穴对青年女性饮食不当所致的便秘效果最为明显。

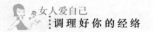
❈ 按揉三阴交穴（图7-11）

位置：三阴交穴位于小腿内侧，足内踝尖上3寸，胫骨内侧缘后方。

按摩方法：以一侧拇指指腹按住三阴交穴，轻轻揉动，以有酸胀感为宜，每侧1分钟，共2分钟。三阴交穴是滋阴润燥的要穴，故此法特别适用于患有便秘的中老年女性。

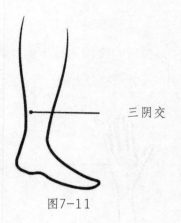

三阴交

图7-11

按一按，竟能预防感冒

❈ 推、揉、按压头部穴道

用双手拇指由印堂穴向上交替推至囟会穴处数次，再由神庭穴向两侧沿发际推到耳上率谷穴处数次，而后由印堂向两侧沿眉弓推至太阳穴处数次；继之，用双手拇指或中指揉动、按压上述路线各数遍，每当推、揉、按压至印堂穴、神庭穴、囟会穴、头维穴、率谷穴、鱼腰穴及太阳穴时，可稍停片刻并加大压力（图7-12）。

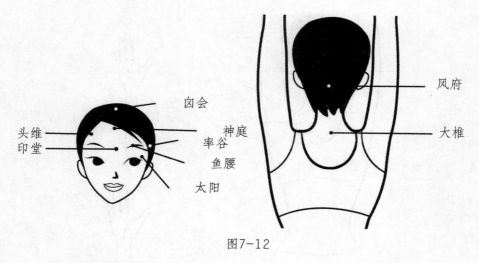

图7-12

※ 按揉颈肩部穴道

被按摩者取坐位，按摩者立其后方，用一手固定其头部，另一手拇指由上而下按揉颈肩部督脉的风府穴至大椎穴数遍；继之，用一手多指捏拿颈部，双手多指捏拿肩部数次，以有酸胀感为度。

※ 按摩与病症有关穴道

用一手或双手拇指按揉风府穴、大椎穴，同时按揉双侧风池穴、风门穴、肺俞穴各30秒钟，按揉足三里穴2分钟，拇、示指捏拿合谷穴、肩井穴数次（图7-13）。

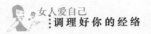
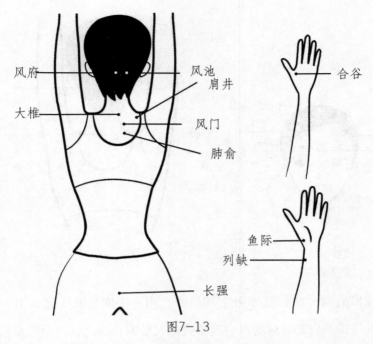

风府　　　　　　　　　　风池
　　　　　　　　　　　　肩井
　　　　　　　　　　　　　　　合谷

大椎

　　　　　　　　　　　　风门

　　　　　　　　　　　　肺俞

　　　　　　　　　　　　鱼际
　　　　　　　　　　　　列缺

　　　　　　　　　　　　长强

图7-13

　　在早晨起床后，可按照此法做自我按摩，每日1次，每次7～10分钟。坚持进行按摩，对感冒有明显的预防作用。若平时易患感冒，坚持按摩后，可使感冒次数显著减少。

　　若感冒已经发生，并出现咳嗽、发热时，可在上述手法的基础上，加用拇指按揉列缺穴、鱼际穴数十次，掌搓涌泉穴数百次，多指快速推擦督脉的大椎穴至长强穴一段100～200次，或以皮肤发红、有热感为度（图7-14）。

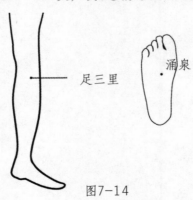

足三里　　　　　　涌泉

图7-14

口臭不要慌，经络疗法来帮忙

·········

每一个爱美的女人都希望在和别人交谈时保持口气清新甚至吐气如兰，以给对方留下一个好的印象。可现实生活中，偏偏就有许多女性为口臭所困扰，这令她们的社交生活常陷入尴尬之中。

口臭又称为口气，是指口腔内散发出的一种难闻的气味。中医认为口臭是胃热伤津，肠间燥结造成的。

口臭在医学临床上一般可分为生理性和病理性两个大类。病理性口臭，一般包括器质性病变型和功能性病变型。

口臭首先是由于口腔疾病引起的，如牙龈炎、牙周炎、牙龈出血、牙槽溢脓等，大量结石或积垢污物，或有食物嵌塞，残留食物经细菌分解发酵后产生的硫化氢和甲硫醇，使pH值达到7.2，产生吲哚和氨类，因而产生难闻的臭味。

别小看口臭这小小的毛病，它会使女人（尤其是年轻女性）不敢与人近距离交往，从而产生自卑心理，影响正常的人际、情感交流，令人十分苦恼。

有些人，口臭较重，自己就可以闻到自己的口气臭秽；而有些人，通过他人的反应，才知道自己有口臭。自测口气的方法：将左右两手掌合拢并收

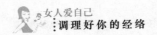

成封闭的碗状，包住嘴部及鼻头处，然后向聚拢的双掌中呼一口气，紧接着用鼻吸气，就可闻到自己口中的气味如何了。

下面来介绍一些可以治疗口臭的经络疗法。

❋ 按压曲池穴（图7-15）

曲池穴在屈肘后肘横纹外端凹陷中。以拇指强力按压，有降解胃热的作用，可有效缓解口臭。

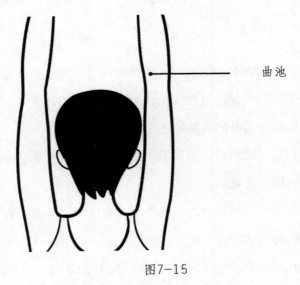

曲池

图7-15

❋ 按压上巨虚穴（图7-16）

上巨虚穴在足三里穴下3寸，筋骨之间凹陷中。用拇指以强力按压，有促进消化功能的作用。

❋ 按压内庭穴（图7-17）

内庭穴在足背，第二、三趾间的缝纹端。内庭穴与曲池穴一样，用拇指以强力按压，也有降解胃热的作用。

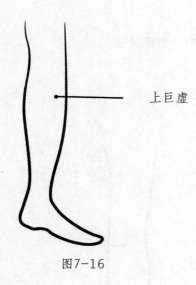

上巨虚

图7-16

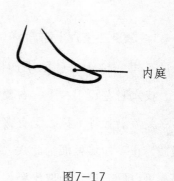

内庭

图7-17

糖尿病，按按这些穴位就能预防

········

❄ **按摩大鱼际穴**（图7-18）

大鱼际穴位于手掌大拇指根部，肌肉隆起的边沿。按摩时，左手手掌朝上伸手，右手示指托住大鱼际穴背面，大拇指屈曲垂直按在大鱼际穴上，指甲保持垂直于大鱼际穴，以拇指端有节奏地一紧一松平稳用力按压，最好配合按摩动作，使鱼际穴周围有酸胀感，乃至分别放射至手指

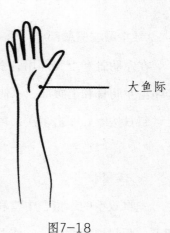

大鱼际

图7-18

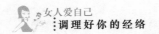

指端与手腕处，这种传导性的酸胀感持续不断，方能显效。

每天早晚各按摩1次，每次3～5分钟。

❈ 按摩足三里穴（图7-19）

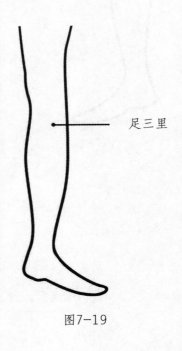

足三里
图7-19

足三里穴位于外膝眼下四横指、胫骨
边缘。找穴时左腿用右手、右腿用左手以示
指第二关节沿胫骨上移，至有突出的斜面骨
头阻挡为止，指尖处即为此穴。按摩两侧足
三里穴可以同时进行，取坐姿，双膝稍微屈
曲，左右手拇指分别放在各自一侧足三里穴
上，其余四指各自握住一侧的胫骨，然后拇
指稍微屈曲，垂直按在穴位上，一按一松，
频率约2秒钟1次，按压力度要适当加大，按
揉结合。按摩时不仅要出现酸胀感，而且要
有向上或下的放射之感。

每日早晚各按摩1次，每次4～6分钟。

❈ 按摩左侧肋部

在左肋骨和上腹部用右手手掌轻轻平行按摩；或用右手的示指和中指轻
轻叩击左肋骨和上腹部，以使腹内的胰腺随之微微振动，以增强胰腺功能。

每日按摩、叩击多次，每次1～3分钟。

❈ 按摩腹部

先将双手的示指、中指和无名指蜷起并抱成球形，两小指朝下，两拇指
朝上，两掌根部朝内，并将两掌根部放在大横穴（肚脐两侧，乳头直下处）

上，小指放在关元穴（腹正中脐下3寸处）上，大拇指放在中脘穴（肚脐上4寸处）上。接着双手轻轻往下一压，随之上下快速地颤动，每分钟要超过150次。一般要求在饭后半小时或睡前半小时进行按摩，每次按摩3～5分钟。其原理是，振腹按摩可以理气活血，升清降浊。坚持经常按摩腹部，不但可以有效地降血糖，还能降血压，治疗便秘。

❀ **按摩三阴交穴（图7-20）**

三阴交穴位于内踝上3寸（四横指）。按摩时一只手的4根手指握住外踝，大拇指屈曲垂直按在三阴交穴上，以拇指端有节奏地一紧一松用力按压，适当配合按揉动作，使之有阵阵酸胀麻感，而且分别放射至膝盖和足跟部位。做完左侧三阴交按摩，接着再做右侧。每日早晚各按摩1次，每次约3分钟。

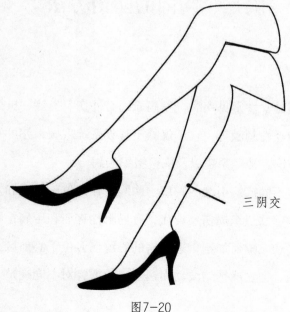

三阴交

图7-20

❀ **干毛巾按摩后背**

按摩时取一条洁净的干毛巾，左、右手分别捏紧毛巾两头，左手在上

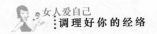
时，按摩左侧后背；右手在上时，按摩右侧后背，直至按摩到后背有阵阵发热之感为止。

每天早晚各按摩1次，每次每侧按摩2～3分钟。

以上这几种穴位按摩，看似简单，但若能持之以恒地按摩，对糖尿病的预防和治疗均能起到有效作用，关键是力量要到位、取穴位要准、按摩的时间要足够。

胸疼、胸闷的防治方法

胸疼、胸闷是女性常见疾病，发病原因有外伤、炎症、机械性压迫、组织缺血缺氧及神经性刺激等。它不仅见于呼吸系统疾病，亦可发生于心脑血管系统、消化系统、神经系统以及胸壁组织疾病。

不同器官和不同疾病引起的胸痛、胸闷，在部位、性质和发生时间上也不尽相同，如胸壁软组织损伤及炎症，有局限性疼痛和压痛；胸膜炎患者多为刺痛，随呼吸和咳嗽而加剧；冠心病的心绞痛多位于心前区或胸骨后，常因体力活动过强、饱食或情绪波动而诱发。故要针对不同病情，采取相应的防治措施。

※ 心绞痛

心绞痛是冠状动脉供血不足，心肌急剧地、暂时性地缺血与缺氧所引起的临床综合征。其特点为阵发性的前胸压榨性疼痛感觉，可伴有胸闷等其他症状，疼痛主要位于胸骨后部，可放射至心前区与左上肢，常发生于劳动强度较大或情绪激动时。

可按摩刺激手掌中间的心包区、胃肠区，手背的胸腹区，小手指的肾部穴位和中指的心部穴位；脚背行间、内庭、陷谷三穴位，即胃、心脏、肾脏反射区（图7-21）。

※ 冠心病

冠状动脉是供应心脏的血管，容易发生动脉粥样硬化。在发生硬化的过程中，动脉的管壁逐渐增厚变硬，管腔越来越小，有的分支可闭塞，导致心肌血液供应的减少，因而引起心脏病，称为冠状动脉硬化性心脏病，简称冠心病。当冠状动脉较大的分支完全或几乎完全堵塞时，相应的心肌得不到血液的供应而坏死，就会发生心肌梗死。心肌梗死时患者会感到胸痛，性质与心绞痛相似，但更加剧烈。冠心病病状表现为胸闷、心律失常、心电图异常。

除按摩刺激心绞痛所示穴位外，另加按摩示指第一、二指关节横纹中间的小肠、大肠反射区；脚部的公孙穴、然谷穴（图7-12）。

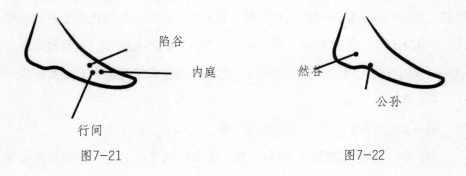

图7-21　　　　　　　　　　　　　　　　　　图7-22

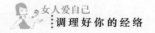

❀ 一般性胸闷、胸疼

如果不是上面两种与心脏相关的病理性胸闷、胸疼，可采取较为简单的按摩方法：用手掌顺着前胸肋骨方向，从里向外，两手交替进行按摩。同时应配合呼吸动作，用鼻缓缓深吸气，用嘴徐徐吐气。

女性感到胸疼、胸闷时，除了以上的经络疗法，还要在饮食上多加护养。下面介绍几种食疗方案作为参考：

（1）陈皮20克、葱头30克、生姜3片，水煎服，每日2~3次。

（2）花生壳30克、大茴香（亦称大料、八角）3克、白胡椒3粒，水煎服，每日1~2次。

（3）猪脊骨100克、绿豆芽30克、黄柏10克。水煎服，每日2次。

经络按摩，缓解女性偏头痛

医学研究发现，女性患偏头痛的人数远远超过男性，似乎偏头痛成了女性的"私房病"。偏头痛的发病机制比较复杂，目前，西医还没有明确的结论，中医则认为"不通则痛"是其发病机制，所谓不通则痛，就是说经络不通而引发的身体疼痛。据此，就可以通过经络按摩来缓解和防治偏头痛。

准备姿势：平躺。

第一步：分推印堂穴。并从印堂穴推至太阳穴，按揉太阳穴。

第二步：多指揉两颞（读niè）部（头部两侧耳朵上方），并按压头部正中。

第三步：多指拿揉头部两侧。

第四步：用掌根揉、挤压前额至颞部。

第五步：用双示指按压眼部周围。

第六步：掌心相对，揉搓至发热，敷在眼睛上（眼睛闭上），然后轻缓揉动眼部。

第七步：两手相对，用掌侧叩击头部，指端抓打头部。

第八步：多指缓揉、点按风池穴。

第九步：双拇指揉压肩部。

第十步：用双手掌、指端用力顶托颈部。

以上步骤可重复进行，次数可依个人舒服度或增或减。

对"性"太冷漠，试试这些方法

女性性冷淡是指夫妻婚后居住在一起，女方3个月以上无主动的性要求，或者对其配偶的性爱行为反应迟钝、淡漠。据调查统计，已婚女性性冷淡者占30%左右，比男性多一倍以上。

引起性冷淡的因素很多，因为性功能是在神经与内分泌系统调节下，在一系列的条件反射与非条件反射的支配下，由神经系统、内分泌系统、生殖系统、运动系统、呼吸系统与循环系统等多系统参与完成的。所以它不但受

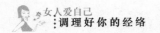
医学方面，而且还受心理学等多方面因素的影响，如体力、精神、心理、内分泌等。

性冷淡给婚姻生活带来了极大的困扰，可导致男方的极度不满，而对女方来说，也是一个影响极为严重的病症。

下面，给女性朋友介绍一套针对性冷淡行之有效的经络按摩疗法。

❄ 性敏感部位按摩

性敏感部位是指能够激起性欲与性兴奋的体表带或穴位。它包括性敏感带和敏感点。女子的性欲敏感包括耳朵、颈部、大腿内侧、腋下、乳房、乳头等部位，其敏感穴位有会阴、会阳、京门等穴（图7-23）。按摩性敏感带可求助男方，男方宜缓慢轻揉，使之有一种舒坦的感觉；按摩敏感点时，可用指头掌面按压，以柔济刚，达到激发起女方性欲的效果。总之，按摩应以女方体验到一种快乐、舒适感为原则。每天按摩1次即可。

❄ 腰部按摩

取直立位，两足分开与肩同宽，双手拇指紧按同侧肾俞穴（图7-24），小幅度快速旋转腰部，并向左右弯腰，同时双手掌从上向下往返摩擦2～3分钟，以被按摩部位感觉微热为度，每天2～3次。

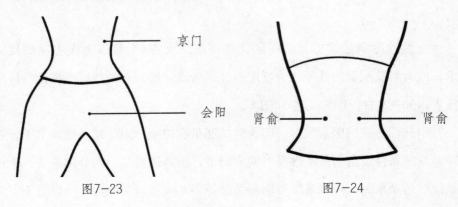

图7-23　　　　　　　　　　　　　　　　图7-24

❋ 按摩神阙穴（图7-25）

仰卧位，两腿分开与肩同宽，双手掌按在神阙穴上，左右各旋转200次，以深部自感微热为度，每天2～3次。

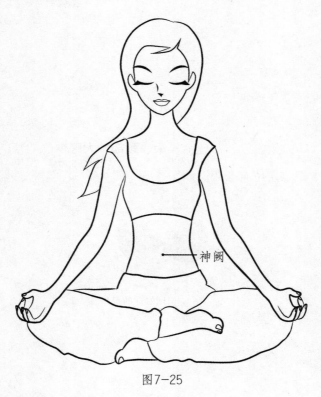

图7-25

❋ 导引体操

两腿伸直坐好，自然放开，两手放在身后，着地支撑身体；向外开足尖，同时于吸气时反弯上体，即躯干、头部后仰；接着足尖扭入内侧，同时于呼气中向前弯曲，但双手不能离地。这样前屈、后仰3～4次。

以上按摩疗法，可以交替进行，但不可操之过急，而应持之以恒，只要坚持1～2个月，就很有可能改善性冷淡的情况。

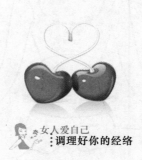

女人爱自己
：调理好你的经络

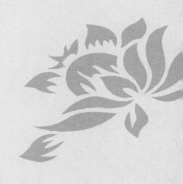

第八章
女人特殊经穴保养指南

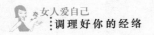

梳头也是一门通络的学问

·········

女性朋友千万别轻视梳头这个动作，事实上，靠它就可以打通人体的许多经络，形象地说，这属于给身体"打地基"。当打通经络后，再集中看看哪个穴位有问题，特意去揉一揉，这就是为身体"盖楼"了。

绝大多数女性朋友都有每天梳头的习惯，可大多数人只是为了美丽，这无可厚非。但是，我们还应该认识到梳头对健康养生来说也是非常重要的方法。

为什么古人总是说要天天梳头？因为梳头实际上就是在梳经络。梳头可以用梳子，也可以用手，而且用手的养生效果更好。或许有人说了，用手梳头易损伤毛囊，那我们可以把指甲剪平，用10个手指肚来梳，这样怎么梳都损伤不了毛囊，而且还很有力量。头的侧面全是胆经，有20多个穴位，都不需要找，就这么一梳，哪块有点疼，就证明哪块有阻塞，就这样反复地揉它，不知道那个穴叫什么名字也没关系。因为一梳头，胆经上的20多个穴位就全部都照顾到了。

那么，梳头时以多长时间为好呢？坚持每天300次就非常好了。有人说"我的空闲时间很多，梳得再多一点不好吗"，那当然更好。头不怕多梳，你只需要记住，梳头只有好处没有坏处。头为诸阳之会，所有的气血都是奔着头来的，头就怕堵住，一堵住什么心血管疾病、脑梗死之类的问题就全来了。你把头一梳，头部一清爽，这些问题就全解决了。所以梳头是能消百病的妙法。

巧用经络穴位，让生活更"性"福

经过前文的描述，我们已经知道，人的身体穴位很多，这些穴道对身体健康有着举足轻重的作用，但很多人未必知道，一些穴道对性爱也有着很大的辅助作用。让你的爱人了解并掌握这些穴道和技巧，会让你们的性生活更加美满。

❄ **角孙穴**（图8-1）

角孙穴位于耳朵内侧凹陷处。

耳朵原本就是女性的重要性感带之一，多半采取"舔"和"轻咬"两种方法。无论是磨蹭耳朵的内侧或用手指插入耳道，效果都相当好。

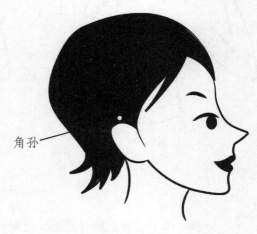

图8-1

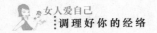

❋ 中府穴（图8-2）

中府穴位于胸前壁的外上方，云门穴下1寸，前正中线旁开6寸，平第1肋间隙处。

一般来说丈夫都是用舌头来对这里进行爱抚；颈部根处延伸到锁骨的联机上，用大拇指缓慢地揉搓即可。

❋ 乳根穴（图8-3）

乳根穴位于人体的胸部，当乳头直下，乳房根部，当第5肋间隙，距前正中线4寸。

爱抚女性乳房时，要从下往上方推压，无论是用揉的，或是由下往上推抚，效果都很好。同时搭配触摸乳头的话，更可以达到使身体兴奋的目的。

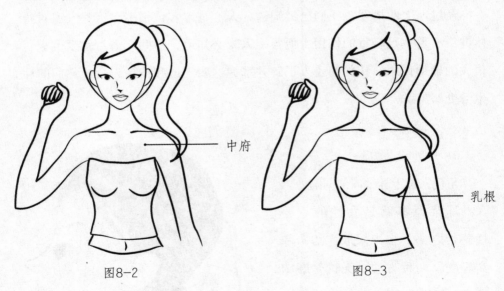

图8-2   图8-3

❋ 居髎穴

居髎穴位于肚脐与胯骨之间，比耻丘的位置还要再下面一点。

沿着胯骨和耻丘两部位所连成的线施以指压。不过指压的方式不是用力往下压，而是用手指轻轻地搓揉，如此效果才会好。

❋ 大巨穴

大巨穴位于下腹部，当脐中下2寸，距前正中线2寸。

按摩这个穴道可以促进女性体内的血液循环，让身体逐渐燃起兴奋的欲火（图8-4）。

❋ 天柱穴

天柱穴位于后头骨正下方凹处，也就是颈部一块突起的肌肉（斜方肌），此肌肉外侧凹处、后发际正中旁开2厘米左右即是此穴。

在使用拇指按摩此处的同时，轻轻地碰触、磨蹭也能充分达到使身体兴奋的效果。这个穴道对于整天坐办公室的女性最有效。

❋ 膻中穴（图8-5）

膻中穴位于两个乳房中间（乳沟），心窝之上。

用拇指按压膻中穴时，按到轻微有疼痛感即可。此穴有丰乳的功用。

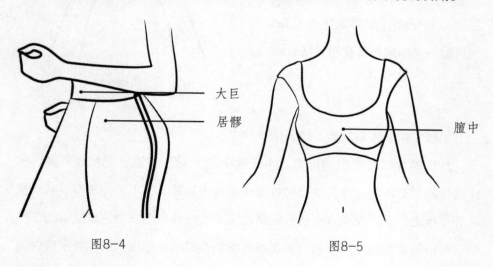

大巨
居髎

膻中

图8-4   图8-5

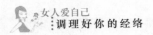
❋ 膈俞穴

膈俞穴在背部，当第7胸椎棘突下，旁开1.5寸。

除可以用指压的方式促使血液流通之外，也可以用指甲表面轻抚此穴，此法对那些三围不甚理想的女人最有效。

❋ 次髎、下髎、上髎三穴

次髎穴位于脊椎骨之上，从骨盆向上算约3个指头宽的地方。

基本的指压方式是用拇指轻压，并做小幅度旋转。如果在指压的同时摘捻乳头的话，就能让快感散布到女性全身。再者，由次髎穴往上再数约3个指头宽，又有一个名为下髎的穴道；从下髎再往上算3个指头宽，还有一个上髎穴。下髎穴连同臀部一起刺激效果最好，按摩上髎穴则对性感带发达的丰满女性最有效。要想让性的感觉更加亢奋，就必须搭配一连串的指压技巧（图8-6）。

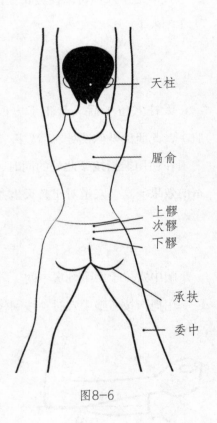

图8-6

❋ 承扶穴

承扶穴位于大腿后面，臀下横纹的中点。

这里是性感带密集的地方，由于这个地方对于痛觉感受相对迟钝，所以指压时也必须用力些。由于和性器连接的坐骨神经，正巧位于左、右承扶穴和尾椎之间，因此也有人借着刺激这里来治疗性冷感。对这里施以指压的话，可以强化括约肌的收缩力，也可以增加性器的敏感度，所以对承扶穴的指压是很重要的。

❀ 涌泉穴（图8-7）

涌泉穴位于足底部，在足前部凹陷处，第二、三趾趾缝纹头端与足跟连线的前1/3处。

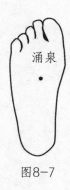

图8-7

上文我们多次提到这个穴道，事实上，它不仅有保健养生的功效，也可以助"性"，需要注意的是，以助"性"为目的时，就不需要太用力，反倒应以轻柔的碰触为主。由于这里有重要的神经干通过，所以用手指轻抚或用舌头舔都会让女性获得实时且敏锐的快感。

❀ 大敦穴（图8-8）

大敦穴位于足大拇指（靠第二趾一侧）甲根边缘处。

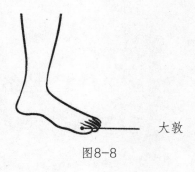

图8-8

和性交有极大关联的神经干正通过此处，因此这是一处绝佳的性感带。以指压的方式为主要手段，压的时候要稍微用力一点，如此才可以让女性得到快感。

❀ 委中穴（图8-9）

委中穴位于人体的腘横纹中点，股二头肌腱与半腱肌腱中间，即膝盖里侧中央。

由于与性器联结的神经支干延伸至此处，所以即使只用手指轻轻抚压，也能提高女性的性亢奋度。

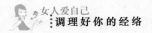

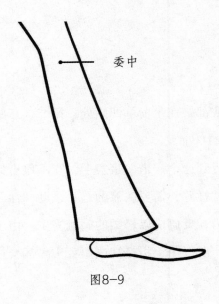

委中

图8-9

"312"经络锻炼法，防病又健身

....

提起"312"经络锻炼法（以下简称"312"），很多人还不熟悉，其实它的原理非常简单："3"就是每天按摩合谷、内关、足三里3个穴位（图8-10）；"1"是指做一次锻炼腹部9条经脉的腹式呼吸；"2"是指做一次从锻炼两条腿到全身经脉的蹲起运动。

也就是说，运用3种不同的方法，每天只要自觉地用25分钟锻炼经络，对很多妇科病、疑难病患者来说，都能起到防病养生的作用。

"312"是中国科学院生物物理所祝总骧教授总结出来的，"312"的锻炼方法和治疗效果是这样的：

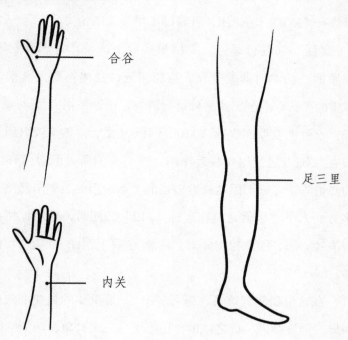

图8-10

（1）按摩3个穴位时，指尖不动，垂直往下按，2秒钟按1次，为使感觉加强，按下时可揉一揉。合谷穴在大肠经上，大肠经从手、前臂、上臂、颈部走到脸上，按摩合谷穴对中风有特殊的治疗作用。内关穴在心包经上，心包经从胸部走到中指，按摩内关穴的时候，能够使心包经活跃起来，对于心脏病、冠心病有特殊的治疗效果。心包经到心脏以前要经过肺脏，所以对于哮喘、咳嗽、气管炎、肺炎、肺结核等都有治疗效果，对于普通人可有效预防心肌梗死的发生。足三里穴在胃经上，胃经从头部开始，经过脸部、颈部、胸部、腹部、大腿，一直到第二个脚趾，纵贯全身，所以被人称为长寿保健的穴位。

（2）进行腹式呼吸时最好仰卧，全身放松，意守丹田，不仅肌肉放松，思想也要放松，呼吸时胸部不动，每分钟大概呼吸4～6次。腹部有9条

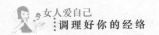
经络，腹式呼吸带动腹部肌肉运动，可有效按摩9条经络，对高血压、失眠、糖尿病有特殊的防治作用，且有助于增强人的精力。

（3）女性朋友进行锻炼，要尽量多做下蹲动作，因为它不受场地限制，容易掌握。活动时两腿分开，与肩同宽，身体不要太紧张，腰部要放松，身体弱的可扶着桌子、床栏杆进行锻炼，逐渐加强力量。

此外，女性朋友要想提高"312"的练习效果，必须认识到人体的经络系统不仅在系统内起着相互联系作用，还与人们所处的自然环境、社会环境、人的心情等诸多方面因素有着密切的关系。因此，调节经络这个复杂系统要从多方面入手，也就是说在进行"312"的同时，还应保持积极乐观的情绪和淡泊的心态，注意控制体重，注意天气的变化，并应尽可能地吸取他人的经验。

此外，在这里提醒锻炼者，练习"312"最重要的是找准穴位。锻炼时要因人而异，循序渐进，持之以恒，切不可"三天打鱼，两天晒网"。

心脏与小肠经的关系

天天守在电脑旁的女性朋友往往都会感到肩膀酸痛，有的人站起身活动一下，很快就恢复如常；而另一些人则会日渐加重，先后背痛，然后脖子也不能转侧，手还发麻，医院通常诊断为颈椎病。其实多数是心脏供血不足，造成小肠经气血也虚弱了。观察一下小肠经的走向就会发现，从脖子到肩膀，再从胳膊到小手指，一路下来，正是你平常出现症状的部位。

　　有的女性朋友总是胸闷、胃堵，还有些则脾气很急，老是心烦气躁，动辄就与人嚷嚷。这时就一定要按摩三焦经和小肠经。

　　有的人不从事案头的工作，肢体也总是在运动之中，那么他们心脏供血不足的情况又怎么考察呢？有一个很简单的方法，我们知道在胳膊肘的略下方有一根"麻筋"，小的时候打闹玩耍经常会碰到它，碰到后总会过电般一麻到手。这条"麻筋"就是小肠经的线路。你现在用拳头打一下这"麻筋"，看看能不能麻到小手指去。如果一麻到底，证明你的心脏供血能力还是不错的；如果只痛不麻，那你的心脏已经存在供血不足的情况了。另外还有一个更简单的测试法，只要做个类似行军礼的动作，看看上臂靠近腋下的肌肉会不会很松弛，松弛就是此处气血供应不足了。

　　通过了解心脏和小肠经的表里关系，我们不但能预测心脏的功能状况，还能够用调节小肠经的方法来治疗心脏方面的疾患。由此可见，小肠经就好像是一面反映心脏能力的镜子。

郄门穴和劳宫穴，心包经的要穴

　　古时候的中国人，视心脏为人体重要的器官，故认为心脏外有一层膜保护心脏，而此膜即称为心包。因此，心包有保护心脏、使心脏功能正常运转的功能。心包经是通过分隔胸腹三焦中的膻中、中脘、阴交三个重要穴位的

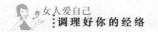

经脉。心包经通过胸部后，经侧腹、手的内侧、手掌、中指一直延续下来。心包经包围心脏，有保护作用，若有受损，其所呈现的症状和心脏受伤害时一样，如脸部上火、发红、心悸、目黄，沿着心包经的经脉，由胸到侧腹，会产生疼痛、麻痹感，并伴发抽筋、手掌发热等症状。心包经有异常时，压迫胸部的膻中穴有痛感。

心包经的穴道包括天池、天泉、曲泽、郄门、间使、内关、大陵、劳宫等（图8-11）。心包经的穴位不多，但有些穴位是专病专穴，是其他的穴位无法取代的。比如郄门穴，对于防治心绞痛疗效神奇。郄门穴穴位较深，自己按摩时可用右手拇指用力按住此穴，同时左手腕做顺时针旋转。这时此穴就会有较为明显的感觉。不要等到发病时才想起去按摩，那时就心有余而力不足了，还是平日就揉一揉，防患于未然吧。

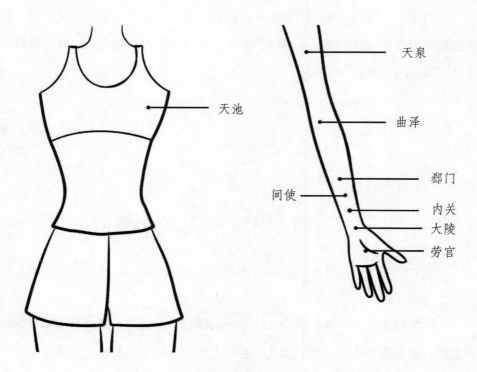

图8-11

再谈谈心包经位于手心的劳宫穴。为什么叫劳宫穴呢？就是劳累了以后到宫殿里去休息。这样来解释劳宫穴恰好能形象地说明它的用途。劳宫穴是一个补养心脏的穴位，且补养的速度极快。

劳宫穴的功效还远远不止这些。参加面试或者是在其他重要的场合，我们有时会紧张得手心出汗、心跳过速，这时不妨按按劳宫穴（左手效果更好）。转瞬间，就会找回从容镇定的感觉。

"然谷"开胃，赶走厌食症

现实生活中，很多女性朋友在伤心、生气、紧张或者生病的时候都不想吃东西，感觉不到一点饿；另外，还有一些女性朋友，为了减肥而强制节食，因此而造成厌食症。这都属于病理反应，因为在身体需要饮食的时候，脾胃功能往往很弱，胃气消耗也往往比平时更大。越不吃，脾胃就越没有东西可以运化成气血，身体就会愈加受损，那么，该怎么办呢？

最好的办法是让人马上产生饥饿感。有了饥饿感，就说明肠胃已开始恢复了正常功能。而按摩然谷穴就是一个激发饥饿感的好办法。

然谷穴在我们的脚内侧，足弓弓背中部靠前的位置，可以摸到一个骨

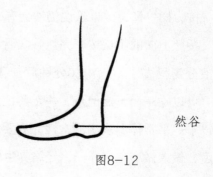

然谷

图8-12

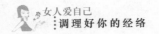

节缝隙，这就是然谷穴（图8-12）。"然"字就是"燃"的本字。谷，表示这个穴的位置在足内踝前起大骨间，这个位置，精气埋藏得特别深，所以叫"然谷"，也是有火在人体深深的溪谷中燃烧的意思。这是古人所给出的这个穴道的意思。也有些中医学专家认为，然谷就是"燃谷"，有"燃烧谷物"的意思。就是说，这个穴道是消化食物的要穴。所以，按摩然谷穴，可以很快使你产生饥饿感；此外，其还能治疗过度饮食后的不适以及因减肥而造成的节食症，可以说具有双向调节的功能。女性朋友每天都坚持按摩然谷穴，可以让肠胃一直保持正常的敏感度和活力。

当然，按摩然谷穴也是有学问的：第一步就是准确地找到穴位，然后用大拇指用力往下按，按下去后再马上放松。当大拇指按下去的时候，穴位周围乃至整个腿部的肾经都会有强烈的酸胀感，但随着手指的放松，酸胀感会马上消退。等酸胀感消退后，再按上面的方法按，如此重复10～20次（到底是10次还是20次呢？这就要看是否按到火候了。当酸胀感越来越难以退去，最后再也不退的时候，火候就算到了）。双脚的然谷穴都要按到。如果是自己给自己做，则两个穴位可以同时进行。

之所以要用这种手法，其原理在于：按照中医经络学的说法，强烈的、快速的刺激为泻，柔和的、缓慢的刺激为补。一个穴位，选择用补法或用泻法进行按摩，其所导致的效果是不一样的，甚至相反。我们对然谷这个穴，用的就是泻法。要把这个手法做对，才有明显的效果，不然，如果只是随便按一按、揉一揉，效果虽说仍然会有，但要大打折扣了。

按照上面的手法按摩完然谷穴后，我们很快就会感到嘴里唾液腺兴奋，唾液分泌得多了。大约20分钟后，我们就会产生比较明显的饥饿感，这时候，可以吃东西了。但是，一定要记住，千万不要暴饮暴食，吃到七分饱就可以了。平常体弱多病的女性尤为要注意。"过犹不及"，任何事情都不可过度，做人做事是这样子，经络养生也是如此！

女人经络养生的12个小秘密

·········

❈ 小秘密一：小指尖端

所属经络：手少阴心经。

效用：经常摩擦、按压小指尖端有利于心脏健康，胸闷、心慌、晕车、晕船时，用力重掐小指尖端，也能迅速缓解不适症状。

❈ 小秘密二：拇指尖端

所属经络：手太阴肺经。

效用：经常摩擦、按压拇指尖端有宣肺、利肺的功效，有助于维持呼吸系统健康。尤其是在秋季，经络运行到手太阴肺经，此时正是进行呼吸系统保健的最佳时机。此外，咳嗽时用力重掐拇指尖端，还能缓解咳嗽症状。对于女性朋友来说，按摩此经脉，具有增加面部色泽的作用，对面色白、指甲苍白或暗紫的治疗效果较好，同时可起到改善激动情绪、消除疲劳、减少皱纹的作用。

❈ 小秘密三：手掌中央

所属经络：手厥阴心包经。

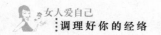

效用：经常用示指指关节挤压手掌中心能促进全身血液循环，能增加面部红润程度，减少皱纹，并能宁心安神，镇定神经，对调理月经、肤色都有一定功效。此外，此法还有利于心脏健康。

❋ 小秘密四：肩窝

所属经络：手少阳三焦经。

效用：用力按压肩窝处，不仅能调节全身体液循环、增强免疫力，还能刺激大脑皮层，放松神经，改善头痛、耳鸣、目痛、咽喉痛等身体不适症状。对面部痤疮、酒渣鼻、皮肤虚浮等症有较好的疗效。洗澡时利用热水柱按摩肩窝也是不错的方式。

❋ 小秘密五：曲肘外侧凹陷处

所属经络：手太阳小肠经。

效用：按摩手肘外侧凹陷处能进行小肠保健，促进营养吸收，改善枯暗无泽的肤色，使皮肤恢复润泽，对皮肤过敏和暗疮、湿疹有一定的作用。女性患贫血症状者经常按摩此处更是好处良多。

❋ 小秘密六：鼻翼两侧

所属经络：手阳明大肠经。

效用：用示指指腹轻轻按压鼻翼两侧对大肠健康有益，便秘或腹泻时按压此处对症状也有一定改善作用。

❋ 小秘密七：脚底中心

所属经络：足少阴肾经。

效用：睡前按摩脚底能提高睡眠质量，清晨按摩能带来一天的旺盛精力。常常按摩更可改善过敏体质，对色斑、面色晦暗、面部浮肿有较好的作用。建议用弯曲的示指关节挤压2分钟左右。

❀ 小秘密八：腿伸直时膝盖内侧凹陷处

所属经络：足太阴脾经。

效用：此处可用拇指按压或热水热敷。按压时尽量用力至感到明显酸胀为度。经常操作能调理脾脏功能，对面色萎黄、皮肤粗糙、毛细血管破裂有较好作用，能有效地制止面部痤疮的出现，同时能改善消化系统的消化吸收功能，既可减肥，又可健体。

❀ 小秘密九：大腿根部

所属经络：足厥阴肝经。

效用：摩擦大腿根部至发热，能促进肝脏造血和排毒，对黄褐斑、妊娠斑、痤疮、面色晦暗、面色黑等症有较好疗效，并能促进乳房发育、解除乳房胀痛。为避免皮肤受损，建议在润肤露或沐浴露的滋润下进行。

❀ 小秘密十：外眼角

所属经络：足少阳胆经。

效用：闭眼，用中指指腹按压外眼角是促进胆囊健康的有效方法，此外还有明目的功能。

❀ 小秘密十一：臀横纹中央

所属经络：足太阳膀胱经。

美容效果：按压臀横纹中央有利膀胱健康，可改善由于各种原因引起的雀斑和妊娠期、产后内分泌紊乱所致的蝴蝶斑，可改善皮肤过敏、毛发枯

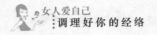
焦、口唇淡白、目痛多泪等症。

❄ 小秘密十二：足背横纹中央

所属经络：足阳明胃经。

效用：足阳明胃经本身有双向良性调节作用，因此有减肥的效果。胃经可调整内分泌，治疗面部痤疮，改善面部皮肤颜色，治疗口眼歪斜，还有隆胸丰乳、促进乳腺发育的功能，亦可治疗不思饮食、失眠和消化不良等病症。

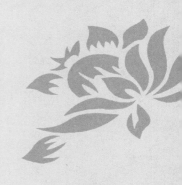

第九章
学会调理经络，做健康好女人

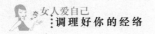

保养经络重在"天时"

∙∙∙∙∙∙∙∙∙

中医学将人体气血循环比作水流，用以阐明十二经脉气血的流注过程。流注，从字面上看是流动转注，比喻自然界江河湖海水流的汇合和往返不息。

流注于经脉的气血有盛有衰，一天分为十二时辰，一个时辰分配一经，除了在对应的时辰敲对应的经络，晚上的时辰换在白天的对应时辰来敲，还要注意做以下的事情来保养经络。如三焦经旺于21~23点，这时须保持心境平静，才能有利于三焦经的气血流注。

女性朋友按照下面的时间表保养经络，定会达到事半功倍的效果。

（1）凌晨1~3点，丑时。肝经开，此时是肝脏修复的最佳时段。如果你不想脸上长满斑点和青春痘的话，即使再熬夜也不能超过凌晨3点。

（2）凌晨3~5点，寅时。肺经开，肺排毒开始，是呼吸运作最佳的时候，而4时最弱，此即为何咳嗽的人在这段时间咳得最剧烈，因排毒动作已走到肺；不应用止咳药，以免抑制废积物的排除。

（3）凌晨5~7点，卯时。大肠经开，大肠开始排毒，这时起床要喝水，大肠蠕动旺盛，适合吃早餐。

（4）凌晨7~9点，辰时。胃经开，是胃大量吸收营养的时段，应吃早餐。疗病者最好在6点半前，养生者最好在7点前吃早餐，不吃早餐者应改变习惯，即使拖到9～10点吃都比不吃好，不然你的胃会被胃酸磨破的，而且这个时候胆里面的胆汁已经浓缩好了，如果没有食物的刺激，就会留在胆囊里，长期这样就会演变成胆结石！

（5）9～11点，巳时。脾经开，脾是运送营养的，如果这时候没有营养和热量输送，你一天就没有力气工作，所以这个时辰要喝至少6杯水，慢慢饮，让脾脏处于最活跃的程度。

（6）11～13点，午时。心经开，此时应保持心情舒畅，最好能小睡一会儿，下午的你就会精神饱满。

（7）13～15点，未时。小肠经开，此时是小肠最活跃的时候，故午餐应在下午1时前吃，到了这时，你中午吃的那点营养现在开始吸收了，有条件的话可以适当运动一下！

（8）15～17点，申时。膀胱经开，适合多喝水，这个时候是排泄的大好时机，如果没上厕所的赶紧去吧。

（9）17～19点，酉时。肾经开，这个时候如果你的肾脏好的话，你看起来就会面色红润，格外漂亮。"人约黄昏后"是很有道理的，这是最好的约会时间，路途中用双手在腰部上下贴肌肤搓几下至出现热感会让你更漂亮，天天如此比用化妆品还有效。

（10）19～21点，戌时。心包经开，适合散步，心脏不好的人这个时候敲心包经，效果最好，有条件吃点菜花和红褐色的食物，会给心脏增加所需营养。

（11）21～23点，亥时。三焦经开，此段时间为免疫系统（淋巴）排毒时间，应保持心态平静或听音乐。

（12）晚间23点至凌晨1点，子时。胆经开，胆是代谢解毒器官，需在熟睡中进行，利于骨髓造血。

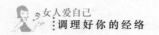

步行是法宝，健身抗衰老

按照中医的理论，"走为百炼之祖"，人的五脏六腑在脚上都能找到相应的穴位。脚是人体的第二个心脏。步行锻炼也就是全身的经络和穴位锻炼。步行时，脚掌不断与地面接触，刺激脚底反射区，使对应的器官加快了新陈代谢，从而达到健身目的。

"最好的医生是自己，最好的运动是步行""竹从叶上枯，人从脚上老，天天千步走，药铺不用找""步行是法宝，健身抗衰老"等说法都说明步行对人身体健康有十分重要的作用。

步行是能坚持一生的有效锻炼方法，是最安全、最柔和的锻炼方式。步行锻炼有利于精神放松，减少焦虑、压抑等情绪，提高身体免疫力。步行锻炼能使人心血管系统保持最大的功能，有益于预防或减轻肥胖。步行可促进新陈代谢，增加食欲，有利睡眠。

步行不受时间、地点等条件限制，任何人都可以轻而易举地做到。世界卫生组织曾宣称：最好的运动是步行。

医学专家们也发现，长期步行上下班和经常外出旅行的人，心血管疾病、神经衰弱、血栓性疾病和慢性运动系统疾病的发病率都明显低于"乘车"一族。

步行时，人全身各个部位的肌肉都处在协调的运动之中。有规律的肌肉收缩、放松相互交替，可以使肌肉细胞得到充分的氧气供应，加快细胞内的新陈代谢，从而可以使肌肉保持良好的弹性和紧张度。下肢肌肉有力的收缩，可以使静脉血液回流到心脏的速度加快，这样就降低了因周围血管病变所致的血栓性疾病的发生。全身血液循环的改变和需氧量的增加，又可以改善大脑的能量供给。

正确的健身步行姿势应当是挺胸抬头，迈大步，每分钟走60～80米，手随步子的节奏摆动，走的路线要直，不要左弯右拐。每天宜步行半小时至一小时，强度因体质而异，做到自我感觉良好，没有心悸气促，全身温暖舒适或微微有汗，出点汗能维持汗毛孔的收缩功能，排除体内的代谢产物。

步行时，应选择一条较为清静的路线，同时要放松身心。步行还应尽量选择植物较多的路线，并注意调整呼吸，因为在这个过程中会增加肺部通气量。

步行也是讲求方法的，步行也有许多的"花样"：大步走是后腿用力蹬，前腿往上抬，两腿肌肉用力。减肥步行法是双手交叉枕在脑后，挺胸，脚跟着地，脚尖尽量向上抬，避免臀部翘起。刚开始脚跟也许会有刺痛感，这表明自己更需要做此运动。该方法在增进体内循环的同时，能够让你瘦得更美丽。举手走是双手上举，略向两边展开，这个动作可有效锻炼颈部肌肉、缓解颈椎痛。高抬腿走是每走一步都屈膝，大腿抬平，可锻炼腰肌。

步行时要注意以下几点：

一是科学地衡量自己的体能。开始几次步行不要计划一定要走多远，通过这样的几次摸底，对自己的能力有所了解之后，再适当增加徒步的强度。

二是不要只顾低头走路，而错过了周围的风景，不仅要照顾身体，也要照顾自己的心情。

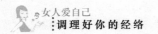
步行也要讲究休息，要学会休息的步法。在步行时，应该用自己觉得比较舒适的方法走路，这样你的体力能够得到科学、有效的利用。同时，在步行中要注意科学地休息，以避免"久行伤筋"，一般每走50分钟后需要休息10分钟，不同的人可以根据自己的情况衡量加减。

"五劳七伤"——经络养生的大敌

中医学里有"五劳七伤"之说，它们都是危害经络的大敌，要保养经络，就一定要防止"五劳七伤"。那么，什么是"五劳七伤"呢？下面分开来谈。

首先来说"五劳"。所谓"五劳"就是指《黄帝内经》中所说的"久视伤血，久卧伤气，久坐伤肉，久立伤骨，久行伤筋"。

"久视伤血"，是指长时间使用眼睛的人每每容易患近视或某些眼病。中医认为"形诸外必本于内"，所以眼睛的损害并不单纯是眼睛有病。如果人们习惯于长时间全神贯注地看书读报，而且又不配合适当的休息与文体活动，或没有得到睡眠等因素的调节，久而久之，则会出现面白无华、萎黄或自觉头晕目眩、两目干涩、视物不清等血虚证。

"久卧伤气"，是指人长时间卧床，老躺着不动，会导致精神昏沉、委靡不振，引起气的散乱，得不到凝聚，久之则气散，无力化神，则人更会神疲乏力，形成恶性循环，所以说"久卧伤气"。

"久坐伤肉"，是指人长时间坐着不动，会损伤人体的颈、腰等部位的肌肉组织，引起局部疲劳。人体呈坐姿时，颈、腰等部位的肌肉要保持一定张力，以维持身体平衡，如久坐，肌肉长时间保持紧张，则颈、腰等局部肌肉必然疲劳。再者，人体呈坐姿时，被身体压迫的肌肉以及位于心脏下的肢体，由于体位的关系，其肌肉组织的血液循环得不到改善，会影响肌肉等组织的代谢活动，长此以往，肌肉的功能便会出现退化，并且可能会出现肌肉组织的萎缩现象，所以说"久坐伤肉"。

"久立伤骨"，是指人如果老是站着不动，骨骼就会因长时间支撑身体而劳损。一般来说，适当站立有利于增大骨骼密度，增强骨骼硬度。如果人体没有一定的站立活动，骨骼得不到支撑力量的刺激，反而会导致骨质疏松。但长时间站立会导致支撑骨骼的肌肉疲劳，引起骨或骨关节的发育畸形和活动障碍，所以说"久立伤骨"。

"久行伤筋"，是指人长时间行走，会使筋肉受到伤害。因为人的行走主要依赖于筋肉对骨骼的拉动，如长时间行走，必然会使下肢关节周围的韧带、肌腱、筋膜等软组织因疲劳而受伤或劳损，这也就是为什么人走路多了会感到酸痛、疲乏的原因，所以说"久行伤筋"。

既然"五劳"有损身心健康，那么应该怎样预防"五劳"呢？

首先，身心的劳动要适可而止。如有中医主张变"五劳所伤"为"五劳所养"，即"适视养血，适卧养气，适坐养肉，适行养筋，适立养骨"，就是说，无论身或心，都要使其有所"劳"，但必须控制住"度"，适劳有益健康，过劳则损伤身心。

其次，要注意劳逸结合。古语有云："一张一弛，文武之道。""张"是紧张，"弛"是松弛，二者适当配合，便不易产生疲劳。唐代医学家孙思邈说"不欲其劳，不欲其逸"说的也是这个道理。

最后，一定要重视睡眠。古人说："眠食二者，为养生之要务。""能

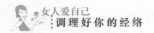

眠者，能食，能长生。"充足的睡眠既可以预防疲劳，也能够消除疲劳，从而对养生有利。

下面，我们再来谈"七伤"。

"太饱伤脾"，脾伤则爱叹气、欲卧、面黄。

"大怒气逆伤肝"，肝伤则血色微紫、目光暗淡。话虽这样说，但并不代表不能发怒，毕竟憋着、忍着也会伤肝。这其中如何把握，还需要通过自身的修养和智慧来判断。

"房劳过度，久坐湿地伤肾"，如果房事过多就会伤肾，如果长期坐着，以致坐出汗来，这就是"久坐湿地"，同样会伤肾。肾伤则气短、腰脚痛、下肢寒冷。

"过食冷饮伤肺"，现在很多人喜欢喝冷饮，而且往往是大口大口地喝，这样很容意伤到肺。肺伤则气少，咳嗽、鼻炎等病症就会随之而来。

"忧愁思虑伤心"，心伤则神伤，喜忘善怒，夜不能寐。

"风雨寒暑伤形"，如果在天气不好的时候对穿衣不加注意，就容易伤形，形伤则发落，肌肤枯槁。

"恐惧不节伤志"，做什么事都害怕，而且不知道节制，就会把自己的意志给伤了，志伤则恍惚不乐，心神不宁。

那么，该如何防止"七伤"呢？女性朋友可以参考以下方法：

（1）加强自我心理保护。人有自卫的本能，当受到精神打击时，应奋起自卫，自我安慰。

（2）积极社交，丰富感情生活。人有"合群"心理，这种心理得到满足时，就会产生安心、欢悦的积极情绪。

（3）搞好人际关系，减少心理疾患。良好的人际关系是心理健康的条件，又是心理健康的表现。

（4）不过高地要求自己。一个人要了解环境，更要知道自己，在理想和追求上达到主、客观的一致。

（5）不过高要求别人。人各有志，每个人，包括朋友、亲戚和子女在内都有自己的思维方式和处事方法，也都有自己的优点与缺点，我们不应对别人吹毛求疵。

（6）要尽量减少与人竞争。有些人心理不平衡，完全是因为他们处处以他人作为竞争对象，使得自己经常处于紧张状态。

（7）要学会适当地让步。"退一步海阔天空"，要养生就应放开胸怀，不钻牛角尖。

（8）在一段时间内只做一件事。国外有位心理专家发现，构成忧思、精神崩溃等情绪的主要原因是患者面对很多急需处理的事情，精神压力太大，从而引起精神上的疾病。

食是养命之源，也是经络通达的保证

我们在前文已经说过，人体经络有少阴、厥阴、太阴和少阳、阳明、太阳之三阴、三阳两大类。当"阴气太盛"时，则阴经经脉脉气不能升发化阳，故而不通。当"阳气太盛"时，则阳经经脉脉气不能下降化阴，故而不通。"寒者热之"是为了温通经络，"热者寒之"也是为了温通经络，所以说，保持饮食的性味，经络就能通达。

俗话说，"民以食为天"，食为养命之源，又是天然的抗原体。各种

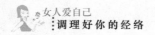
肉类、蔬菜类、瓜类、水果类、饮料类成分各异，皆具有寒、热、温、凉四气，酸、甘、苦、辣、咸五味。蛋白质有热性蛋白质和寒性蛋白质，植物蛋白和动物蛋白之分。如能按节气所需选食，以体质辨证论食，有的放矢，百食不殆，经络自条达，有百利而无一害，所以，以饮食通经络优于针药。

素阳虚，寒型体质，多选用辛甘、化阳之品，如羊、牛、狗、鹿、鸡、鸭、鹅肉及奶制品、鱼虾、核桃坚果类、大豆制品、韭菜、香菜、小茴香苗、大萝卜、蒜苔、大葱、姜、大蒜、辣椒和调味品，适度饮用白酒、米酒等酒类。

素阳虚者忌食生、冷、凉、苦、酸，阴性蔬果、饮料，以达到机体内阳气秘、经络通达、生化无穷的目的。

素阴虚，火型体质，多选用酸甘、化阴之品，宜多食猪肉、兔肉、鱼、虾、龟、贝壳类海物、大豆制品、莲子心、菌菇类、水果、矿泉水，和葡萄酒、啤酒等苦寒之品。特别是每日吃一个苹果，效果更好，火邪自避。

素阴虚者忌食一切辛辣、发物之品，以达到机体内阴气平，经络通达。

总之选食精当，合身又合体，"阴平阳秘"，经络通达，对养生有莫大的补益。

下面为女性朋友提供一些食补秘籍。

（1）失眠烦躁健忘：失眠烦躁的人应多吃富含钙、磷的食物。含钙多的食物有大豆、牛奶、鲜橙、牡蛎；含磷多的食物有菠菜、栗子、葡萄、鸡、土豆、蛋类。

（2）神经敏感：神经敏感的人适宜吃蒸鱼，但要加点绿色蔬菜，因为蔬菜有安定神经的作用。吃前先躺下休息，松弛紧张的情绪，也可以喝少许葡萄酒，帮助肠胃蠕动。

（3）体瘦虚弱：体瘦虚弱的人适宜吃炖鱼。在吃前最好小睡一会儿。

（4）筋疲力尽：感觉到筋疲力尽的人可在口中嚼些花生、杏仁、腰果、胡桃等干果，对恢复体能有神奇的功效。此外，蛤蜊汤、青椒肉丝、凉拌蔬菜、芝麻、草莓等食物含有丰富的蛋白质及适度的热量，能保护并强化肝脏，可多吃一些。

（5）眼睛疲劳：在办公室里整天对着电脑，眼睛总是感到很疲劳，你可在午餐时点一份鳗鱼，因为鳗鱼含有丰富的人体所必需的维生素A。另外，吃些韭菜炒猪肝也有此功效。

（6）大脑疲劳：如感到大脑疲劳可多吃坚果，即花生、瓜子、核桃、松子、榛子等，这些坚果对健脑、增强记忆力有很好的效果。

（7）压力过大时：维生素C具有平衡心理压力的作用。如清炒的菜花、菠菜、芝麻、水果等所含的维生素C都很丰富。工作压力大的人，服用维生素C片剂，会获得比较理想的效果。

（8）脾气不好时：钙具有安定情绪的效果，牛奶、乳酸、奶酪等乳制品以及小鱼干等，都含有极其丰富的钙质，有助于消除火气。萝卜适于顺气健胃，对气郁、上火、生痰者有清热消痰的作用，最好生吃，也可做萝卜汤。啤酒能顺气开胃，改善恼怒情绪，适量喝点儿会有益处。

（9）常丢三拉四时：如经常丢三拉四应补充维生素C及维生素A，增加饮食中的果蔬数量，少吃肉类等酸性食物。富含维生素C及维生素A的食物有辣椒、鱼干、笋干、胡萝卜、牛奶、红枣、田螺、卷心菜等。

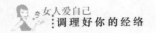

健康生活习惯的三个方面

医学圣典《黄帝内经》提倡一种健康的生活习惯，具体表现可以归为书中的三个方面，即"饮食有节""起居有常""不妄作劳"。而这三个方面也是我们保养经络的三个重要方面。

第一，饮食有节。此即饮食要有规律、有节制。

大圣人孔子曾经说"食不厌精，脍不厌细"，就是说吃东西一定要吃精致、美味、可口的食物，吃肉时一定要把肉切成很细的丝，这样才有助于消化。《吕氏春秋》中则说过："食能以时，身必无灾。"《尚书》也主张"食哉唯时"。这两句话的大概意思，就是说按照一定时间有规律地进食，能使人体经络建立起条件反射，可以保证消化、吸收有规律地进行。我国传统的进食方法是一日三餐，若能严格按时进食，不随便吃零食，养成良好的饮食习惯，则消化功能健旺，于身体健康大有益处。

第二，起居有常。这里的"起居"不仅指起床、睡觉，还包括日常的活动。起居要有常规，不能混乱。

起居有常主要指入睡和起床要有规律。每个人应根据季节的变化和自己的习惯，按时入睡起床。女性朋友应该保证足够的睡眠，另外，要尽力戒烟限酒，讲究卫生，多喝开水，保持体内良好的新陈代谢；在穿着方面，要天人相应，不可因赶时髦而随意增减衣服。

有规律的生活，既合乎人体经络运行的基本规律，也有利于维护中枢神经系统和植物神经系统的正常功能，使人体的新陈代谢正常。人的精神和身体就能循其道而长盛不衰。反之，如果一个人生活散漫，暴饮暴食，起居无常，对自己又恣意放纵，想要延年长寿是不可能的。

第三，不妄作劳。这句话是说劳动或者运动时不能过量，也就是要适度，过犹不及。无数的事实证明，以妄为常，会导致早衰甚至早逝。所以，女性朋友无论是在工作还是生活中都应该谨记，千万不要太累着自己。

需要注意的是，"妄作劳"不仅仅指劳力劳动而言，还包括劳心和房劳。凡不适当的、超出能力允许范围的劳作，都属于逆向生乐、妄举妄为，所以《妙真经》规劝人们"养生者，慎勿失道，为道者，慎勿失生，使道与生相守，生与道相保"。

七种另类经络养生法

下面这七种方法可能听起来比较另类，但的确可以有效地疏通经络，进而达到减肥的目的。

❈ 倒走
倒走能使全身的腰脊肌、膝关节周围的肌肉、韧带和股四头肌得到锻炼。

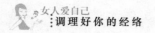

❋ 献血

科研人员对荷兰西部2682名中年男子进行的一项调查研究发现，定期献血者发生急性心肌梗死的概率比不献血者低86%。研究者说，定期献血可使体内储存的铁处于轻度偏低水平，而少量缺铁可有效防止心脏病的发生。

❋ 唠叨

大多数人对爱唠叨的人会感到很不耐烦，其实唠叨对自身有好处。因为唠叨可使内心的忧愁苦闷得到发泄，从而使沉重的思想负担和精神压力得到缓冲或消除。

❋ 饥饿

历代医学家认为的"若想寿，肠须清"是很有道理的。肠中食物积滞易生毒，很多疾病甚至癌症均由此引起。一日或两日不进食，仅饮水充饥的道家"辟谷"之术，其实就是饥饿疗法。

❋ 赤足

由于人体大部分经络贯通两足底，故医学家认为，赤足走路有健身作用。

❋ 狂啸

披发狂啸，也是古人留传的一种独特的体内按摩健身法，可调气、生气、运气、养气，可健五脏，安抚情态。狂啸在清晨和夜晚做为佳，清晨可吐尽五脏浊气，临睡前则可喊出丹田的内蕴力。

❋ 倒立

倒立向来是僧侣的健身养心之法。倒立时全身血液加快涌入头部，可使大脑清晰，情趣大异，但倒立时间不可过长，尤其是年龄较大的女性更要注意。